Yiliao Weisheng Xinxi Xitong Yunxing Weihu Guanli

医疗卫生信息系统运行维护管理

王　晖　编著

人民交通出版社

内 容 提 要

本书结合信息系统运行维护工作中的理论与实践，系统总结了卫生信息系统实际运行维护工作的经验和体会，内容主要包括：医疗机构信息系统运行维护概述、ITIL概念、运行维护管理要求、信息系统移交、信息系统参数、事件与问题管理、变更与发布管理、文档管理、环境管理、设备管理、信息系统安全管理、信息系统日常巡查等。

本书可供医疗机构信息技术人员、管理人员参考使用。

图书在版编目(CIP)数据

医疗卫生信息系统运行维护管理/王晖编著. --北京：人民交通出版社，2012.2

ISBN 978-7-114-09640-2

Ⅰ.①医… Ⅱ.①王… Ⅲ.①医疗卫生服务－管理信息系统－基本知识 Ⅳ.①R197.324

中国版本图书馆CIP数据核字(2012)第019569号

书　　名：医疗卫生信息系统运行维护管理
著 作 者：王　晖
责任编辑：丁润铎
出版发行：人民交通出版社
地　　址：(100011)北京市朝阳区安定门外外馆斜街3号
网　　址：http://www.ccpress.com.cn
销售电话：(010)59757969，59757973
总 经 销：人民交通出版社发行部
经　　销：各地新华书店
印　　刷：北京鑫正大印刷有限公司
开　　本：720×960　1/16
印　　张：7.5
字　　数：116千
版　　次：2012年2月　第1版
印　　次：2012年2月　第1次印刷
书　　号：ISBN 978-7-114-09640-2
定　　价：30.00元

《医疗卫生信息系统运行维护管理》

编委会

主　　编：王　晖

参编人员：赵　韡　尚邦治　郑　攀

曹丽萍　郎漫芝　邓　颖

序

能为本书作序感到非常荣幸。自己从事信息技术工作三十余年，早期职业生涯就是从做计算机运行维护工作开始，对该项工作有感情、有感受。信息技术发展日新月异，信息系统运行维护工作内容和方法手段也发生了重大的飞跃。但是任何一个信息系统，无论内涵和外延如何变化，都是一个有生命的机体，都经历着生长、发育、成熟和消亡的过程，在这个过程中必须得到必要的运行维护支持和保障。如果把信息系统比喻为一个人，组成这个“人”的各种机体成分（包括硬件基础设施、系统软件、应用软件、数据资源、信息标准、制度规范等）也是有生命的组织机体。硬件会出现故障，软件、数据、标准和制度规范要适应业务应用变化而进行改变，信息系统组成成分也如生命机体一样，在其生命过程中需要连续的维修保养。

随着我国卫生信息化应用发展，计算机和网络已经成为医院业务运行和管理的必要支撑。医疗卫生信息化，在促进服务效率、提升服务质量、减少医疗差错、增强服务可及性和改善居民就医感受等方面，发挥出重要的作用。但是由于人为和自然原因所导致的信息系统故障，并由此产生的影响和损失也是巨大的。医疗卫生信息系统的运行维护工作，随着医疗卫生信息化建设的深入和发展，变得越来越重要。尽管技术的发展提高了设备的质量，减少了单机故障发生的概率，但是当前我国医疗卫生信息系统建设正处于快速增长时期，信息化设备在迅速增加，系统变得越来越复杂，因而风险威胁也越来越大。事实上大家已经注意到，一些单位由于信息系统故障所造成的经济损失和影响也是越来越为严重。当前大家必须提高对信息系统运行维护工作的重要性和必要性的认识，通过加强信息系统运行维护工作，延长设备的使用寿命，降低故障发生率，减轻故障导致的损失和影响。

医生是给患者看病的，医生使用的信息系统同样也需要有专业技术人员对其进行保健、预防、维护和维修工作，以保障信息系统连续地不间断运行，提高数据的安全性。大家应该认识到，信息系统运行维护工作也是一个高技术的专业领域，并不能简单地理解为电脑维修。做好医疗卫生信息系统运行维护工作，需要有一支专业的技术队伍，而打造一支优秀的运行维护团队并非易事。众所周知，医生的诊疗水平和能力有高有低，好的医生花很少钱可治愈病人的疾患，庸医则会让患者人财两空。同样的设备、同样的系统，运行维护能力的差异可能导致不同的结局。例如，两个同样规模的医院，开展相同的业务应用，使用了相同的服务器设备，其中一个单位运行维护工作搞得好，设备可以很好地支持业务运行；而另一个单位运行维护能力薄弱，参数设置不得当，运行日志不分析，审计警告也不处理，其设备运行效率会很低，因而信息中心会申请购置更高档次的设备。由此可见，信息系统运行维护工作不仅是资金投入，而且有着很高的投资回报，可以让设备使用寿命更长，效益发挥得更好，系统故障造成的损失更低。

做好医疗卫生信息系统运行维护管理工作，需要一支有能力的运行维护队伍，需要使用先进的运行维护技术手段，还需要有相应的制度规范和标准。《医疗卫生信息系统运行维护管理》一书，根据我国医疗机构信息化发展实践，结合国际先进的信息系统运行维护理论和方法，定义了运行维护工作的服务对象和领域，并从制度建设、工作环节、操作方法等方面，对运行维护工作提出了具体的规范和标准，为医疗机构信息技术人员提供了很好的培训学习和实践应用工具，必将对全国医疗卫生信息系统运行维护水平的提高，发挥出重要的作用。

王才有

2011 年 12 月 28 日

前　　言

从上世纪八十年代开始，医疗卫生领域的信息化不断发展，卫生信息系统已从各个医疗机构和公共卫生部门内部应用，向医疗和公共卫生融合的区域卫生信息化过渡，对提高为百姓的服务能力，卫生业务人员的工作效率和各级卫生行政部门的管理水平发挥着越来越重要的作用。新医改将卫生信息化提到“四梁八柱”的“八柱”之一，赋予了卫生信息化新的使命。卫生信息系统越来越成为医疗卫生日常业务开展的基础和必备条件。

当前我国卫生信息化很多项目处在建设阶段转运维阶段。国内外相关研究表明，各类信息化项目生命周期符合“二八”现象，即规划和建设阶段占了约20%的时间，运维阶段占了约80%的时间，同时约80%的效益是在运维阶段产生的。因此，运维管理阶段是信息化项目投资发挥效益的关键阶段，同时，也是“业务整合”真正的开始。一个信息系统建成后，需要长时间的稳定运行。要保证信息系统长期稳定运行，运维工作是一项重要的保障性工作。医疗卫生信息系统的规模日益庞大，所承载的业务日益繁重，IT部门所承担的日常IT运维压力与日俱增。建立符合卫生行业特点的信息系统运维规范成为必然。当前，医疗卫生信息系统运维工作存在着工作量大、人员配备不足、运维管理不规范等现实问题。主要表现在以下几个方面：

一是对卫生信息系统运维规律认识不到位。现在，很多单位还普遍存在“重系统建设，轻运维管理”的问题，系统建设有资金，维护经费往往得不到保证。

二是卫生信息系统运行维护机制不健全，工作指责不清晰。很多单位信息系统运维工作处在“救火式”状态，IT部门人员像“救火队员”，大量时间和精力消耗在烦琐无序的技术支持工作中。

三是卫生信息系统运维工作缺完善，欠规范。首先是对运维工作的认识不统一，缺乏必要的运维管理制度，其次是对运维所涉及的外包管理不规范，对服务内容、质量要求、考核指标等缺乏标准。

本书结合信息系统运行维护工作的最佳实践理论总结了我们在卫生信息系统实际运行维护工作的经验和体会，在本书成稿之时，解放军总医院的薛万国副所长通审了全稿，并提出宝贵的意见。卫生部统计信息中心王才有副主任，为本书亲自做序，给予我们很大鼓励。我们会不断努力，以期本书在推进医疗卫生信息化在运行维护领域的工作中起到抛砖引玉的作用。

王　晖

2011年12月21日

目　录

第 1 章　医疗机构信息系统运行维护概述

1.1　信息系统运行维护概念

当前，随着信息化进程的加快和深入，网络平台速度不断提升，信息系统的应用范围逐步拓宽。信息系统运行维护工作的对象、内容、技术、方式、手段等各方面都发生了重大的变化，从而使信息系统运行维护工作更加重要和急迫。而对于信息系统管理者来说，信息系统运行维护管理的概念是其必须要掌握的基本内容。

1.1.1　信息系统运行维护的概念

信息系统运行维护是指信息系统的运行和维护，即运行维护部门结合业务特点并按照相关管理制度的内容和流程，采用一定的技术、方法和手段，对信息系统、系统设备、运行环境及人员等进行的综合管理，目的是维护信息系统的正常运行和使用，保证业务需要，提高业务运作效率，降低业务运作成本。

当前的信息系统运行维护工作主要包括以下方面：

硬件资源运行维护，主要包括：主机、存储、网络、安全、机房基础环境源等的运行维护；及时监控和解决各种硬件故障和运行问题；定期检查各硬件设备的运行和性能变化情况；及时解决如硬件容量不够、设备性能下降、网络带宽延迟等影响系统运行的问题及各种潜在的故障和隐患；保证硬件设备的正常、稳定、可靠、高效地运行。

软件资源运行维护，主要包括：数据库、中间件、操作系统、应用系统等的运行维护；及时监控和解决各种软件故障和运行问题；定期检查各系统软件的运行和性能变化情况；及时解决如数据库空间不足、软件性能下降、系统出现漏洞等各种潜在的故障和隐患；针对系统业务需求变化和业务流程的变更，及时升级、更新系统软件；保证软件系统的正常、稳定、可靠、高效运行，满足业务工作需要。

1.1.2 信息系统运行维护管理的概念

运行维护管理，主要包括：运行维护平台和运行维护手段建设，岗位职责规范、制度及流程的制订、变更和执行，工作监督、检查和绩效考核，人员素质的培养和提高，数据交换及应用，系统安全及容灾管理等。按事件处理规程，做好各种事件的审核、审批和处理工作，协调运行维护各岗位间、各部门间、各用户间的工作关系，落实上级下达的运行维护工作任务，不断提高运行维护工作的质量和效率。信息系统运行维护管理是指为保障信息系统与业务系统正常、安全、有效地运行而采取的管理活动，其中包括信息系统运行管理、信息系统维护管理以及信息系统运行维护成本管理。

随着近几年信息化进程的快速发展，信息系统运行维护和运行维护管理工作更加体现出重要性。国内外相关研究表明，各类信息化项目生命周期符合“二八”现象，即规划和建设阶段占了约20%的时间，运行维护阶段占了约80%的时间，同时约80%的效益是在运行维护阶段产生的。因此，运行维护和运行维护管理阶段是信息化项目投资发挥效益的关键阶段，同时也是“业务整合”真正的开始。只有在运行维护阶段，应用系统所提供的服务才能更真实地反映业务用户的需求和期望。因此，信息系统运行维护工作的结果直接关系到应用效益的发挥，只有通过提供安全、稳定、高效的信息系统运行维护外包服务，才能更好地整合业务，从而提升医疗行业的行政效能和公众服务水平。

1.2 信息系统运行维护框架

信息系统中运行的数据应具有很强的实时性，对系统的稳定性要求也很高，这样信息系统的运行维护工作就显得尤为重要。做好信息系统的运行维护工作的前提是建立一套按照一定的系统思维组织起来相互关联的信息化运行维护管理体系框架，使得工作经验知识化、专业知识标准化、工作标准流程化、操作流程规范化。这也是信息化运行维护管理体系框架的核心内容。运行维护管理体系框架设计思路要建立以推动信息技术与业务的动态融合为主线、以提升公众服务水平为最终目标、以流程为导向、以客户为中心、以绩效评估为改进IT服务的动力、以保障IT基础设施整体可用和为业务提供可靠服务为目标的管理体系。体系框架要突出可操作性和科学性，重点突出信息化运行维护工作精细化管理的理念。信息系统运行维护管理体系框架图见图1-1(以北京市卫生局为例)。

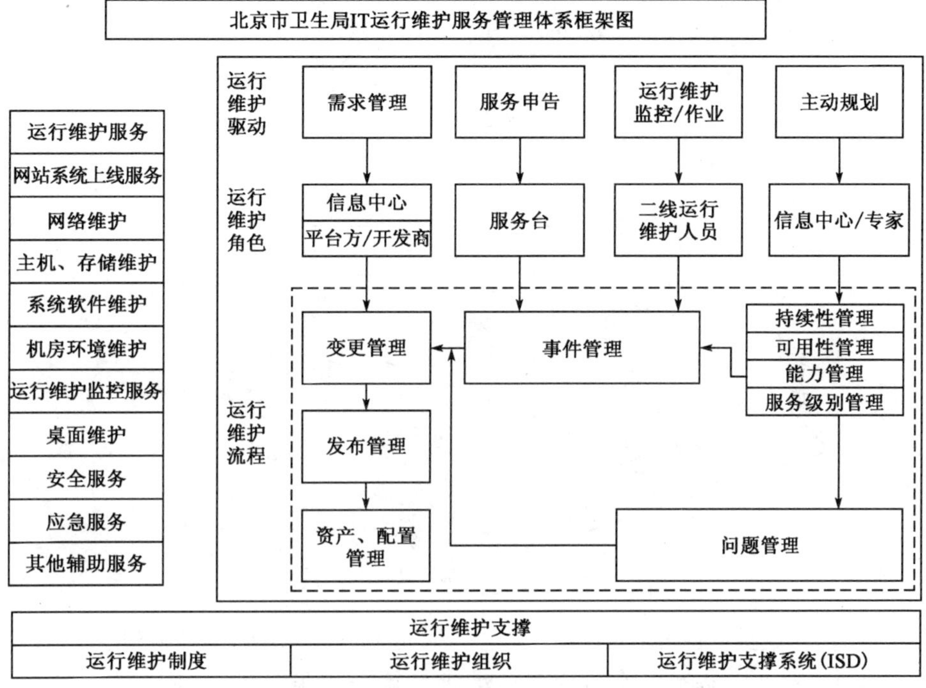

图 1-1　信息系统运行维护管理体系框架图

1.3　信息系统运行维护管理体系

以科学的信息化发展观、以信息化全面协调可持续发展思想为指导，以业务目标和 IT 目标动态融合为出发点，以绩效为驱动，根据组织业务目标规划 IT 目标，依据 IT 目标决定管理模式，再依据管理模式设计制度体系，再由制度体系决定技术支撑体系，以技术支撑体系固化制度体系，从而支撑业务目标的实现。这是一种科学的信息化发展思想，是经过逻辑严密的分析和推理，遵循科学的信息化发展观而产生的。图 1-2 为信息系统运行维护管理体系示意图。

(1)管理目标层

IT 运行维护管理体系的建立要面向业务，以业务需求和目标为出发点，制订 IT 运行维护管理的愿景、目标和策略，确保在目标层面 IT 与业务相融合。

(2)组织管理模式层

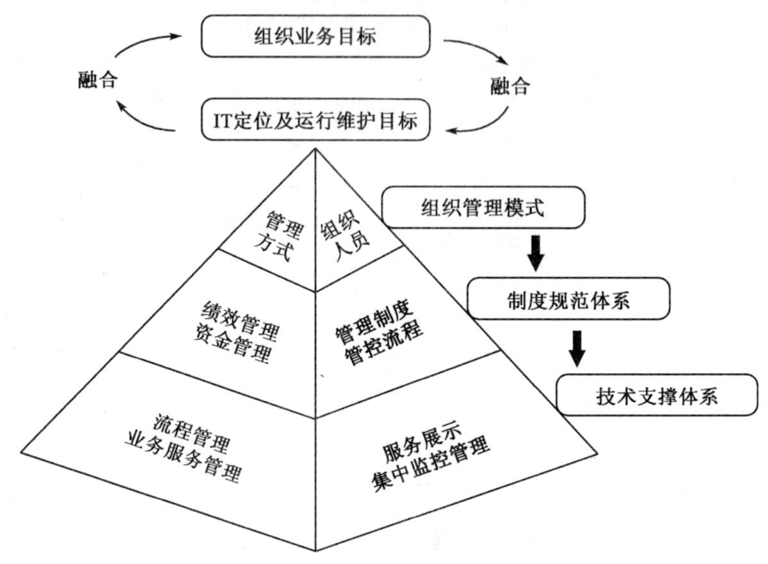

图 1-2　信息系统运行维护管理体系示意图

基于 IT 运行维护管理目标，建立科学的 IT 运行维护管理机制。结合组织的实际，将 IT 服务相关的全部活动进行统一决策与规划，确定和规范 IT 运行维护管理体系运行的管理方式以及与之相配套的组织机构设置，形成集中统一的 IT 运行维护管理机制。合理配置 IT 运行维护管理资源，实现对客户的端到端服务。

(3)制度规范体系层

依据管理模式，从管理角度制订用来规范 IT 运行维护和服务工作的准则，建立 IT 运行维护管理过程中各个参与要素(人、流程、工具)的管理制度与工作流程，建立考核评价体系，规范运行维护费用，实现精细化管理。

(4)技术支撑体系层

技术支撑体系是 IT 运行维护管理的实现手段，制度规范体系的具体落实有赖于技术支撑体系的技术支持。需要建立针对面向业务客户的 IT 服务请求响应窗口和面向技术支持人员的体系运行管理窗口；建立负责 IT 运行维护管理流程运行的流程管理平台和负责 IT 基础设施和业务应用系统运行监控的集中监控管理平台；根据不同类型 IT 基础设施和业务应用系统的管理职能，建立技术管理子系统，建立知识库、配置库、报表及日常操作等共享支持子系统和为业务管理提供服务的业务运行维护管理子系统。

1.4　医疗机构信息系统的运行维护现状

(1)医疗机构IT人员的工作范围

现在一般的医疗机构都有信息系统,其信息系统都是由专业公司提供的。很多医疗机构都有本单位的IT人员,同时专业公司也有相应的IT人员。这里存在着一个医疗机构IT人员与专业公司IT人员的分工问题。一般情况下,专业公司的IT人员掌握着本行业比较先进的技术。他们的工作重点:一是为医疗机构提供IT技术,二是建设信息系统。这些人员在技术上比较“专”,就是在某个专业领域钻得比较“深”。医疗机构IT人员的工作重点:一是要把医疗机构业务人员提出的需求与IT技术相融合,根据本单位业务需求,从IT视角向专业公司提出符合IT技术特点的需求;二是负责信息系统日常运行维护工作;三是根据信息系统故障现象,从多专业视角对信息系统故障进行分析,为排除故障提供技术支持。医疗机构IT人员的技术特点是熟悉本单位的业务以及本单位的信息系统,信息技术专业面比较“宽”。

(2)专业人员稀缺,专业知识严重不足

医疗机构信息系统的产生只有十几年的历史,与其他行业相比,医疗行业信息化起步比较晚。在其他行业(如电信)的IT人员属于主系列技术人员,而在医疗机构的IT人员则属于旁系列范围。由于上述原因,医疗机构内专业IT人员特别少,而了解或掌握信息系统运行维护的人员更是十分稀缺。对于医疗机构来说,很多从事信息工作的人不太了解信息系统运行维护,甚至根本不知道信息系统运行维护。其典型现象是重建设、轻运行维护,认为信息系统一旦建设完成就大功告成,可以一劳永逸。实际上,一个医疗机构的信息系统建成后,需要长时间稳定运行。运行维护工作是保证信息系统长期稳定运行的一项重要的保障性工作。为了做好信息系统运行维护工作,需要医疗机构有这方面的专业人员,并且医疗机构的IT人员应具有很好的信息系统运行维护方面的专业知识。而目前的情况是各医疗机构普遍缺乏掌握信息系统运行维护知识的专业人员。

(3)没有受过良好的技能培训

与其他的工程专业一样,信息系统运行维护人员也需要具有一定的工程技能。目前受国内的教育体制的影响,学生在校期间很少有机会接受工程技能培训。工程技能方面的培训一般要到单位才能进行。然而,遗憾的是,一般医疗机构,一方面没有熟悉信息系统运行维护方面技能的人员,另一方面没有意识到信息系统需要进行运行维护工作。这样就造成新毕业的人员无法在入职后接受信息系统运行维护方面的培训，很多医疗机构的 IT 人员没有受过良好的信息系统运行维护技能培训，信息系统运行维护能力低下。

(4)专业划分不细，个人负责的专业面过宽

与其他行业相比，医疗行业信息系统建立的时间比较晚，专业人才缺乏，加之待遇等问题，造成医疗机构信息方面人员配置严重不足。人员不足带来的问题是专业划分不细，个人负责的专业面过宽。由于每个人负责的专业面过宽，造成人员样样都通、样样稀松的现象。对所管辖的专业面知识贫乏，造成系统(或设备)处于一种缺乏管理、放任自流的状态。这样的信息系统不可能保证长期的可用性。

(5)没有信息系统运行维护概念

信息系统建设完成后，并不意味着该项目已经结束，而是项目从建设阶段开始转入运行维护阶段。从技术生命周期的观点看，系统的设计、开发(购买)和实施只占 20%的时间，而系统的运行维护时间则占到整个生命周期的 80%，并且信息化的效益是在运行维护阶段体现出来的。信息系统建设完成后的一项重要任务是做好日常运行维护工作。目前的情况是很多医疗机构的 IT 人员认为一个信息系统项目建设完成后就大功告成，没有意识到应该转入运行维护阶段。究其原因，是医疗机构 IT 人员缺乏信息系统运行维护的意识造成的。

(6)医疗机构信息系统运行维护是一项长期工作

医疗机构成规模地使用信息系统是近十年的事情。信息系统已经成为医疗机构日常工作的一个重要工具。对于工具而言，需要长期保持这个工具处于可用状态。要使得信息系统长期处于可用状态，运行维护是一项重要的保障措施。信息系统建设完成后，大量的工作是运行维护工作，医疗机构信息系统运行维护是一项长期的工作。

(7)做好运行维护工作不能完全靠公司

医疗机构 IT 人员的一项重要工作是做好运行维护工作。工作中，医疗机构可以把信息系统运行维护工作外包给公司负责。运行维护外包在降低运行维护服务成本的同时，可以弥补人员配备和技能不足的问题。这里要注意一点，把信息系统运行维护工作外包给公司不是把所有的运行维护工作全部外包给公司。要做好运行维护工作，首先要对本单位的业务熟悉，对信息系统的整体要熟悉，要清楚运行维护工作的重点，而这些是公司不了解的。将运行维护工作外包给公司，只是把具体的运行维护工作细节外包给公司，如机房基

础环境和信息化设备的日常巡检、信息系统的故障定位和排查、桌面维护、机房维护等对技术要求较高工作。而医疗机构的信息化建设和运行维护管理监督工作需要本单位的人员完成，如运行维护制度建立、体制完善、运行维护监督服务范围、服务频率、文档管理、设备管理等工作需要本单位的人员来完成。医疗机构对系统应用的连续性以及出现故障后系统恢复的及时性要求很高，因此对信息系统运行维护工作也有更高的标准。虽然 ITIL、ISO20000 等国际通行的运行维护标准与最佳实践已经在部分医疗机构取得了广泛的应用，但从行业整体情况来看还处于较低水平。如何形成一套切实适合卫生行业标准化、规范化、科学化的运行维护体系，还需要相关机构以及卫生信息化工作者共同努力和探讨。

第 2 章　ITIL 概念

2.1　ITIL 基本概念及发展历史

2.1.1　ITIL 基本概念

ITIL,即 IT 基础架构库(Information Technology Infrastructure Library, ITIL),是英国中央计算机和电信局(Central Computing and Telecommunications Agency,CCTA)在 20 世纪 80 年代末制订的一套 IT 服务管理标准库。它把各个行业在 IT 管理方面的最佳实践归纳起来变成规范,旨在提高 IT 资源的利用率和服务质量。经过多年的完善,这套标准已经趋于成熟,演变为 ISO/IEC 20000,是 IT 运行维护领域的国际标准,主要适用于 IT 服务管理(ITSM)。ITIL 为 IT 服务管理实践提供了一个客观、严谨、可量化的标准和规范,现由英国商务部(Office of Government Commerce,OGC)负责管理。

ITIL 是以流程为导向、以客户为中心,通过整合组织业务与 IT 服务,提高组织 IT 服务的能力及水平的。ITIL 遵循 PPT(People Process Technology)的原则,即受到良好培训的人员(People)通过执行明确定义的以技术(Technology)驱动的流程(Process),为它所支持的业务提供高质量的服务。

2.1.2　ITIL 的发展历史

ITIL 目前有三个版本,最初的 V1 版主要是 IT 管理者的经验积累,包含 40 多个流程。在此之后,CCTA 又在 HP、IBM、BMC、CA 等主流 IT 资源管理软件厂商近年来所做的一系列实践和探索的基础上,总结了 IT 服务的最佳实践经验,形成了一系列基于流程的方法,用以规范 IT 服务的水平,并在 2000～2003 年期间推出了新的 ITIL V2 版。V2 版在 Vl 版的基础上对管理流程进行了分类与整理,形成了业务管理、服务管理(ITSM,ITIL 核心模块)、IT 基础架构管理、应用管理、安全管理、IT 服务规划管理与实施六个模块。

2005 年 12 月，ITIL 正式成为国际标准 ISO 20000。V3 版于 2007 年 5 月 30 日正式发布。V3 版在 V2 版的基础上首次引入了服务生命周期管理理念，强调业务管理驱动和自上而下的实施方式，重点突出 IT 服务与业务管理的集成，提高 IT 服务与业务管理之间的透明度，具体包括服务战略、服务设计、服务事务、服务操作管理、服务提高五部分。

近年来，ITIL 在全球发展异常迅猛，最早于 1999 年引入我国。在被引入的前三年，由于了解 ITIL 的单位不多，这方面的案例也相当有限，所以在国内处于一种“不温不火”的状态。但是从 2002 年开始，ITIL 在国内开始受到越来越多的关注。

2.2 ITIL 的组成与基本内容

2.2.1 ITIL 框架的组成模块

ITIL 框架包含六个模块，分别为：服务管理（包括服务提供、服务支持）、ICT 基础架构管理、IT 服务管理规划、应用管理、业务管理和安全管理。ITIL 框架的组成模块示意图见图 2-1。

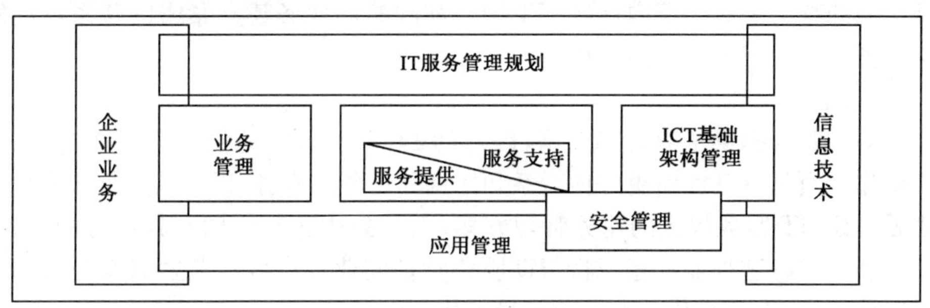

图 2-1 ITIL 框架的组成模块示意图

这六个模块组成了 ITIL 的核心。下面将对其中各个模块的新的范围、内容及其关系进行介绍。

（1）服务管理

①服务提供。服务提供覆盖了规划和提供高质量 IT 服务所需的过程，并且着眼于与改进所提供的 IT 服务的质量相关的长期过程。服务提供包括：服务级别管理、IT 服务财务管理、容量管理、IT 服务持续性和可用性管理。

②服务支持。服务支持描述了同所提供的 IT 服务日常支持和维护活动相关的过程。这种服务支持组件更多地处理事故管理、问题管理、变更管理、配置管理和发布管理以及服务台功能的日常支持和维护。

(2)ICT 基础架构管理

ICT 基础架构管理覆盖了从标识业务需求到招投标过程，到 ICT 组件和 IT 服务的测试、安装、部署以及后续运行和优化的 ICT 基础架构管理的所有方面。这些方面就是关于管理“4P”的问题，即人(People)、过程(Process)、产品(Product——工具和技术)和合作伙伴(Partners——供应商、厂商和外包机构)。但 ICT 基础架构管理更集中地考虑那些同实际工具和技术紧密相关的 IT 领域。

(3)IT 服务管理规划

IT 服务管理规划检查组织机构内规划、实施和改进服务管理过程中所涉及的问题和任务。它也考虑同解决文化和组织机构变更、开发远景和战略以及方案的最合适方法等相关的问题。

(4)应用管理

应用管理描述了如何管理应用，从最初的业务需求到业务设计、建设、部署、运行、优化，直至包括应用废弃的应用生命周期的所有阶段。它将重点放在应用的整个生命周期内，确保 IT 项目和战略同业务建立紧密的联系，以确保业务从其投资中获得最佳价值。

(5)业务管理

业务管理提供了建议和指南，以帮助 IT 人员理解他们如何才能为业务目标作出贡献以及如何更好地联系和挖掘其角色和服务，以将其贡献最大化。也就是说，IT 服务提供的业务管理方案，主要关注业务机构及其运行的关键原则和需求。这种业务意识将帮助服务管理同业务有效地紧密联系起来，并且因此将由 IT 所提供的业务收益最大化。

(6)安全管理

安全管理详细地描述了规划和管理用于信息和 IT 服务的给定安全级别的过程，包括同响应安全事故相关的所有方面，也包括风险和脆弱性的评估和管理以及成本有效控制的对策的实施。IT 安全管理要求其应该成为每个 IT 管理人员岗位描述的一部分。管理人员负责采取合适的步骤，将安全事故发生的机会减少至可接受的级别，这也就是风险评估和管理的过程。

2.2.2 ITIL 的运行维护管理

运行维护管理包括：服务台、配置管理、变更管理、事件管理、问题管理、发布管理、服务级别管理、知识管理、财务管理、供应商管理等标准管理理念，以及值班管理、作业计划管理、考核管理、应急预案管理、培训管理等辅助管理办法。

(1)服务台

服务台是 IT 部门和 IT 服务用户之间的单一联系点。它通过提供一个集中和专职的服务联系点，促进了组织业务流程与服务管理基础架构集成。服务台管理事件和服务请求，实现与用户的沟通。服务台的主要目标是协调客户(用户)和 IT 部门之间的联系，为 IT 服务运作提供支持，从而提高客户的满意度。服务台应实现以下功能：

①支持通过电话、网络、电子邮件等方式，向用户提供单点联系接口。

②支持对所有的故障和服务申请进行预处理，检查用户输入信息的正确性和完整性。

③支持用户通过服务台咨询、短信或电子邮件等方式，了解投诉或服务申请的处理过程。

④支持对故障和服务申请的跟踪，确保所有的故障和服务申请能够以闭环方式结束。

⑤能够提供对知识库的查询功能。

(2)事件管理

事件管理负责记录、归类和安排专家处理突发事件，并监督整个处理过程，直至事故得到解决和终止。事件管理应支持自定义事件级别、事件分类，提供方便的事件通知功能，支持对事件进行灵活的查询统计。同时，可以详细记录事件处理的全过程，便于跟踪了解事件的整个处理过程。事件管理的目的是在尽可能小地影响客户和用户业务的情况下，使 IT 系统恢复到服务级别协议所定义的服务级别。事件管理应支持以下功能：

①支持事件记录的创建、修改和关闭。

②支持向事件记录输入描述和解决方案信息，支持创建事件记录时自动记录创建时间、创建日期和事件流水号。

③支持创建、修改和关闭事件记录人员的权限控制。

④支持将事件记录自动分派到相应支持组和个人。

⑤提供对事件记录的查询功能。

⑥支持灵活定制相关报表，可利用历史事件记录生成管理报表。

⑦支持与问题管理、配置管理、变更管理等其他管理流程的集成。

⑧支持与变更管理、配置管理、事件管理等其他管理流程的集成。

(3)问题管理

问题管理是指通过调查和分析IT基础架构的薄弱环节、查明事故产生的潜在原因、制订解决事故的方案和防止事故再次发生等措施，将由于问题和事故对业务产生的负面影响减小到最低的服务管理流程。与事件管理强调事故恢复的速度不同，问题管理强调的是找出事故产生的根源，从而制订出恰当的解决方案或防止其再次发生的预防措施。系统应支持以下功能：

①支持问题记录的创建、修改和关闭，创建问题记录时自动记录创建时间、日期。

②支持对事件、问题和已知错误的区分。

③支持自动分派问题记录到定义的支持组或个人。

④支持对问题记录定义严重等级和影响等级。

⑤支持对问题记录的跟踪和监控。

⑥支持生成可定制的管理报表。

⑦支持向问题记录输入描述和解决方案信息。

⑧提供对问题记录的查询功能。

(4)配置管理

配置管理流程，负责核实IT基础设施和应用系统中实施变更以及配置项之间的关系是否已经被正确地记录下来，确保配置管理数据库能够准确地反映现存配置项的实际版本状态。其目的是提供IT基础架构的逻辑模型，支持其他服务管理流程，特别是变更管理和发布管理的运作。系统应支持以下功能：

①支持对配置项的登记和管理。

②支持对配置项属性的记录，如序列号、版本号、购买时间等。

③支持配置项间关系的建立和维护。

④支持配置项及其关系的可视化呈现。

⑤支持对配置管理数据库访问权限的控制。

⑥支持对配置项变更的历史审计信息。

⑦支持配置项的状态管理。

⑧支持针对配置项的统计报表。

⑨支持与事件管理、问题管理、变更管理等其他管理流程的集成。

(5)变更管理

变更管理,实现所有 IT 基础设施和应用系统的变更,应记录并对所有要求的变更进行分类,评估变更请求的风险、影响和业务收益。其主要目标是以对服务最小的干扰实现最有益的变更。系统应支持以下功能。

①创建并记录变更请求:系统应支持信息的输入,并确保只有授权的人员方可提交变更请求。

②审查变更请求:系统应支持对变更请求进行预处理,过滤其中完全不切实际的、不完善的或之前已经提交或拒绝的变更请求。

③变更请求的归类和划分优先级:系统应支持基于变更对服务和资源可用性的影响决定变更的类别,依据变更请求的重要程度和紧急程度进行优先级划分。

④系统应支持对变更请求的全程进行跟踪和监控,支持在变更全程控制相关人员对变更请求的读写修改访问。

⑤系统应支持将变更请求分派到合适的授权人员。

⑥系统应支持对变更请求的审批流程,支持对变更请求的规划,并支持对变更请求的通知和升级处理。

⑦系统应提供可定制的管理报表,如按类型、级别对变更进行统计和分析、变更实施的成功率、失败率等。

⑧支持与事件管理、问题管理、配置管理等其他管理流程的集成。

(6)发布管理

发布管理负责计划、安排和控制到测试和运行环境中的发布,其主要目标是保证运行环境的完整性被保护以及正确的组件被发布;部署负责将新的或变更的硬件、软件、文档、流程等迁移到运行环境中。系统应支持以下功能:

①支持发布的分发和安装。

②支持与配置管理、变更管理、服务级别管理等流程的集成。

(7)服务级别管理

服务级别管理是为签订服务级别协议(SLA)而进行的计划、草拟、协商、监控和报告以及签订服务级别协议后对服务绩效的评价等一系列活动所组成的一个服务管理流程。服务级别管理旨在确保组织所需的 IT 服务质量在成本合理的范围内得以维持并逐渐提高。系统应支持以下功能:

①服务级别协议(SLA)模板定制功能:系统应能提供统一创建、浏览、修改和删除 SLA 模板的功能。

②SLA 违例通知功能：一旦发生 SLA 违例情况，系统应及时发送通知给 IT 运行维护服务的相关各方。

③SLA 报告生成功能：系统应支持 SLA 报告自动生成功能，并支持将生成的报告自动推送给 IT 运行维护服务的相关各方。

④支持生成可定制的管理报表。

(8)财务管理

财务管理完成预算编制、审核、批复和下发等功能，实现对费用支出的管理，实时监管每一笔费用的支出，并对超出预算或异常的费用及时给出预警提示，实现从预算到使用，再到考核的闭环管理。IT 服务财务管理流程产生的预算和核算信息可以为服务级别管理、能力管理、IT 服务持续性管理和变更管理等管理流程提供决策依据。财务管理应提供以下功能：

①费用预算制订。

②费用申请管理。

③费用执行管理。

④费用考核管理。

(9)知识管理

知识管理流程负责搜集、分析、存储和共享知识和信息，其主要目的是通过确保提供可靠和安全的知识和信息，以提高管理决策的质量。知识管理应支持以下功能：

①添加知识，提供支持人员提交经验和知识输入的接口或界面，支持 Word/Excel/TXT 等格式文档作为附件的输入。

②支持知识库的更新。

③查询知识，提供完善的查询功能，如查询关键字、知识列表等。

④提供模糊匹配、智能查询、点击统计等增强功能。

(10)供应商管理

供应商管理流程负责管理供应商及其所提供的服务。系统应支持以下功能：

①供应商信息的录入、查询、增删、分类等。

②对供应商进行定期评估，并支持对评估结果的查看。

③对合同信息的录入、查询、增删、分类等。

④对合同执行情况的定期评价和统计汇总。

(11)辅助流程

①值班管理。系统应支持对值班的管理，实现以下功能：

a. 值班信息的记录。值班信息应包括：班次编号、值班人、记录时间、监控项是否正常、问题及处理等。

b. 值班信息的查询。

c. 值班信息的统计。

②作业计划管理。系统应支持对作业计划的管理，实现以下功能：

a. 提供基于模板的作业计划制订功能，快速完成作业计划（年计划、月计划）的制订。

b. 对于待执行的作业计划，系统提供自动提醒功能。

c. 对于作业计划的执行情况，系统提供统计分析功能。

③考核管理。系统应支持对员工工作量、工作绩效进行考核，并对考核结果进行统计分析，实现以下功能：

a. 支持对工作任务、工时和工作完成情况等信息的收集。

b. 综合工作任务类别、工时和任务完成情况，对员工的工作量和工作绩效进行量化。

c. 对任务类别、工时、任务完成情况、工作量等信息进行分析统计，如分析工时、工作量、工作任务的分布和比例等。

④应急预案管理。系统应支持针对重大故障和灾难的应急预案的管理，实现以下功能：

a. 支持应急预案的制订、审批、更新、批准执行等流程。

b. 支持应急预案的输入、修改、删除、查询。

c. 支持应急预案操作人员的权限控制。

d. 支持应急预案执行报告的发布。

⑤培训管理。系统应支持培训管理，实现以下功能：

a. 提供基于模板的培训计划制订功能，帮助用户完成培训计划的制订。

b. 对于待执行的培训计划，系统提供自动提醒功能。

c. 对于已实施的培训，系统支持培训效果的测评和分析，以及分析结果的发布。

2.3　医疗卫生行业引入ITIL服务管理的作用

(1)技术导向转变为流程导向。将各种技术管理工作，如工作站主机管理、服务器管理、网络管理等，进行了适当的梳理，形成了典型的流程，便于将支持工作规范化，提高工作效率，同时使工作人员绩效考核变得简单、直观。

（2）被动处理转变为主动预防。由于定义了标准的支持流程，各种支持活动准确记录，可以实现知识共享，并进行事件故障的分析，预测可能发生的故障，从而采取适当的措施，预防事故的发生。

（3）对维护的软硬件设备有一套实时动态的跟踪，便于随时查询获取状态，及时决策。

（4）由于明确定义了各种职责，信息科内部分工协作，整合各医疗卫生机构的资源，可以对各业务部门提供统一、集成的服务。

（5）形成信息共享，为维护管理提供了知识库，便于问题及时得到处理，使新接手人员也能迅速解决问题。

总之，ITIL 可为各医疗卫生机构的信息服务流程提供一个客观、严谨、可量化的标准和规范，引进 ITIL 管理标准，参考 ITIL 来规划和制订各医疗卫生机构信息系统的基础架构及信息服务管理流程，将信息服务管理流程化，使信息部门在处理问题时，变被动为主动，从而确保信息服务流程能为业务运作提供更好的技术和服务支持，提高信息部门的服务效率。

第 3 章　运行维护管理要求

3.1　运行维护管理制度

医院需要建立完善而成熟的 IT 运行维护管理体制，通过运行维护管理的制度化、运行维护内容的明细化、运行维护服务流程化，建立全新服务标准，使其根据院内用户的需求，建立能够快速响应并适应医院的规范化、高效性发展的运行维护模式，从而不断提高 IT 运行维护质量，实现高效运行维护，提升医院内 IT 服务满意度。

医院信息化系统管理主要体现在四个方面，即责任意识、系统管理、数据处理和运行维护服务。医院信息化是适应医院综合管理发展的必然要求，也是一个综合性很强的系统工程。除了院级领导要高度重视外，信息管理者也要提高责任意识，学习和更新运行维护理念，努力探索医院信息化业务发展趋势，寻找符合支撑当前运行维护条件的有效办法，充分运用现代前沿信息技术，发挥人才优势，整合运行维护机构内部各方面的力量，把医院信息化建设向深广领域推进。医院信息化工作是一项烦琐的工程，对系统管理要求较高。只有将运行维护技术人员与医院的各类专业人员的有机结合，才能保证医院信息化系统符合业务工作要求和稳定运行。医院的各项业务工作是以数字信息的记录、储存、传递、检索为中心的。这就对数据处理的依赖性很强，在数据处理工作中涉及很多信息系统应用方面技术。同时，只有良好的运行维护服务，才能保障医院各业务工作实时、高效、稳定地运行。因此，制订一系列规范管理制度和办事规则至关重要。医院 IT 系统的运行维护管理制度的制订主要以实用性和安全性为设计原则。以国家标准、管理体系标准的有关规范和准则制订各系统的运行维护原则、应急响应处置办法、数据安全管理、人员培训、信息资产管理、系统管理等一系列制度规范，涉及运行维护、软件版本控制、数据安全管理、软件测试闭环管理、运行维护响应与反馈等各个方面，全部实现流程化、制度化、规范化，做到“责任到人、有章可循”。

3.2 运行维护管理机构

随着医院信息化的范围不断扩大,集中的运行维护管理需科学地划分机构职责,并细化运行维护内容。根据实际经验,医院信息化系统的运行维护管理工作可以划分出两个机构来对具体运行维护工作进行操作:一个机构是建立在信息化管理层面的,即运行维护管理机构;另一个机构是建立在具体实施工作层面的,即运行维护机构。

运行维护管理机构主要是以医院信息化发展和结合医院业务自身特点来制订运行维护方式、制度、运行维护范围,并管理和考核各项具体运行维护工作的机构。

运行维护机构是具体实施和操作的部门,根据运行维护工作范围和内容可划分为五个部分。

(1)服务台

服务台是运行维护管理的中枢,负责接听电话,处理请求;根据事件的优先级别协调二线运行维护人员、网络组人员处理事件;对于外包系统,负责联系公司工程师处理事件;在 ITIL 中记录事件;提醒用户提交申请报告。

(2)二线运行维护部

二线运行维护部是信息化系统运行维护管理的核心运行维护机构,负责处理日常的现场运行维护事件;软件、硬件的维护工作。

(3)三线运行维护部

保证临床提出的变更需求得到及时、有效的处理,保证紧急重要的变更第一时间安排处理;完善变更发布前的培训工作,提高程序试用效率;负责程序的日常维护;负责科室提出的数据申请的统计查询工作;负责数据库的日常维护管理工作。三线运行维护部也可以由具体的技术支持公司承担。

(4)硬件维修部

保证医院内计算机、打印机等硬件设备的正常使用;对设备的维护和维修事件进行及时处理并记录;负责计算机系统的维护工作。

(5)网络部

负责全院内外网的运行与维护;负责网络相关项目的执行与管理;负责机房的建设、运行、维护管理及综合布线;负责所有网站的开发与维护,邮件系统的运行及管理;负责全院内外网信息系统硬件的采购、管理、维修、报废管理;负责核心数据库审计相关工作。

目前，医院信息化运行维护机构大部分是建立在一起的，同时具有管理职能和实施技能。特殊医院，如首都医科院肿瘤医院，其运行维护管理和执行是分开的。

3.3 运行维护人员管理

运行维护人员既是运行维护管理的基础，也是运行维护管理的核心。根据实际工作情况进行岗位分工，采取职能支撑型分工模式，把具备同样工作目标的人员整合在一个部门中，承担起运行维护管理的部分职责，形成部门内的成员向部门领导汇报，部门领导向中心领导汇报的直线—职能型组织分工。运行维护管理岗位技能划分如下。

(1)一线运行维护工程师

熟悉业务流程和统计工作；负责信息系统事件接线及处理工作；负责协调信息系统出现故障时的各项工作；负责将信息系统出现的各类问题及时纳入知识库；负责对问题进行必要的归纳总结。

(2)二线运行维护工程师

负责信息系统事件现场处理工作；负责记录信息系统出现问题的解决方式及方法；负责对问题进行必要的归纳总结；负责答复用户对信息系统提出的问题，并及时主动地发现系统中潜在的问题。

(3)网络工程师

熟练使用各类网络设备并掌握其配置方法，能分析排除网络故障；负责网络建设及网络综合布线需求；负责外网宽带接入国际互联网服务；负责网络日常维护及网络设备的维修。

(4)运行维护管理工程师

负责网络安全及网络病毒防护及监控，预防并阻止网络安全问题的发生，并分析和审计数据库数据。

(5)维修工程师

具有计算机软硬件知识，能熟练安装配置计算机；能够保证计算机、打印机等硬件设备的及时维修；负责协助计算机的软件、系统的维护工作。

3.4 运行维护管理持续改进

运行维护管理要基于PDCA模型进行持续改进，以达到不断提高管理水平、保障运行维护的目标。

PDCA 模型又称戴明环，是管理学中的一个通用模型，是由美国质量管理专家戴明(Edwards Deming)博士在 1950 年推广应用的一种管理模式，见图 3-1。

PDCA 模型是一种使任何过程都能有效进行的工作程序，在质量管理中应用广泛，后被推广到其他管理领域。

管理过程首先应该有策划，不仅包括目标，还要包括实现该目标的措施，即要做什么和怎么做，也就是“P 过程”。策划出来之后，应该按照策划的结果进行操作和落实。这个过程中必须配备必要的资源，对应“D 过程”。“C 过程”，即检查过程，是非常重要的一个阶段。通过检查的各项手段，看是否实现了预期目标以及有没有达到预期的效果。检查阶段找出的问题，应确定原因，采取纠正措施，实现改进。这是“A 阶段”的主要内容。

PDCA 模型是质量管理体系运转的基本模式，在实施时呈现出以下特点。

(1)循环进行

PDCA 模型按顺序进行，靠组织的力量来推动，像车轮一样前进，周而复始，不断循环。

(2)相互嵌套

在体系化管理中，PDCA 模型是与过程方法结合在一起的，一个大的过程可能包含若干小的过程，这也就决定了大的 PDCA 循环中，嵌套着小的 PDCA 循环。大到整个企业，小到每个人，都有自己的 PDCA。个人和各个部门的小环都围绕着企业总体目标的大环运行，大环套小环，一层一层地解决问题，通过循环把企业的上下关系整合在一起，见图 3-2。

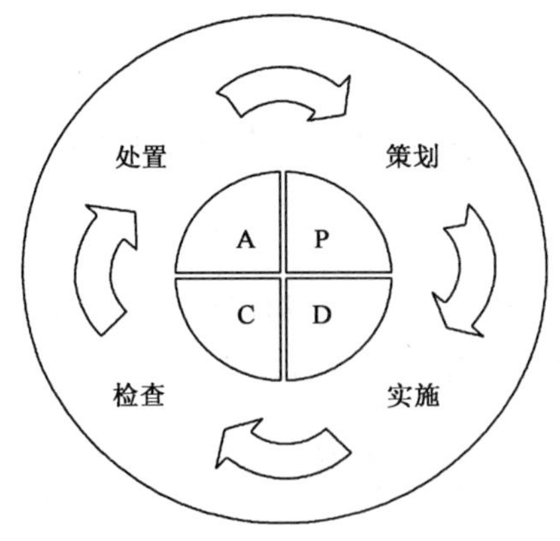

图 3-1　PDCA 模型

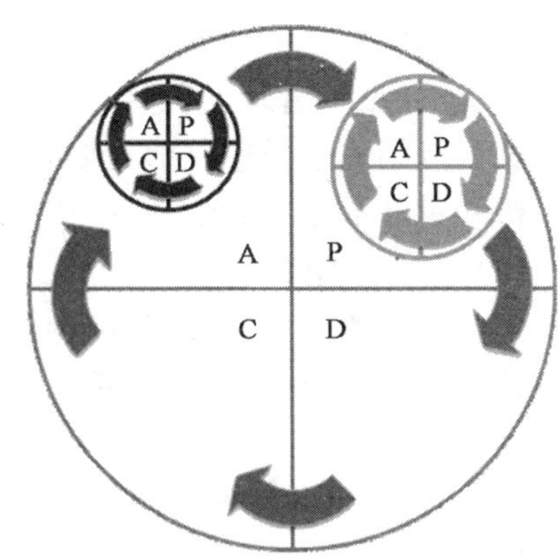

图 3-2　PDCA 嵌套图

(3)不断改进

每通过一次PDCA循环,管理水平就会提高一步,然后要进行总结,提出新的目标,在第一次的基础上进行第二次PDCA循环。这样就像上台阶一样,管理水平就不断提升到新的高度,达到更高的水平,见图3-3。

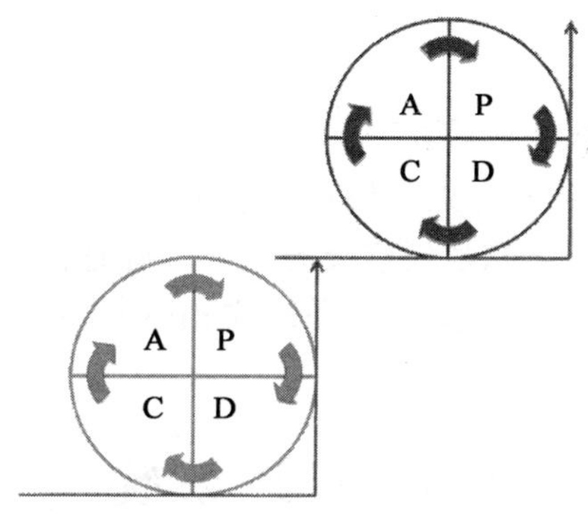

图3-3 PDCA改进图

第 4 章　信息系统移交

信息系统建设阶段完成后，将转入运行维护阶段。为了做好运行维护工作，需要很多建设过程中产生的文档材料。在信息系统建设阶段完成后，需要做信息系统移交工作。信息系统移交的主要内容是信息系统设计文档、信息系统实施过程中产生的文档、硬件子系统文档、网络子系统的文档、系统软件文档、应用系统文档等。

4.1　网络系统

4.1.1　网络拓扑图

网络拓扑图给出了网络设备之间的逻辑关系。在了解一个网络时，首先要了解网络拓扑图。通过网络拓扑图可以了解网络交换机之间的关系，可以了解核心交换机与汇聚交换机以及汇聚交换机与接入交换机各自如何情况。

在网络建设中，网络拓扑图有两个。一个是在设计阶段由网络建设方提供的网络设计拓扑图，见图 4-1(以某医院为例)。另一个是网络建设完成后，用网络管理软件从实际网络中采集的实际网络拓扑图，见图 4-2。

实际网络拓扑图是网络运行维护管理必需的基本文档。从这个图上可以很清晰地看出网络结构，以掌握网络状态。

4.1.2　交换机命令配置清单

交换机配置清单是配置交换机命令序列。对于交换机，为了充分发挥交换机的功能，对交换机进行管理，以及随时了解交换机运行转态，需要对交换机进行命令配置。

每台交换机都要有相应的交换机配置清单。通过配置清单可以了解交换机在网络中的作用。交换机配置清单包括交换机初始化配置、基本功能配置、VLAN 配置、交换机安全配置以及路由配置等。

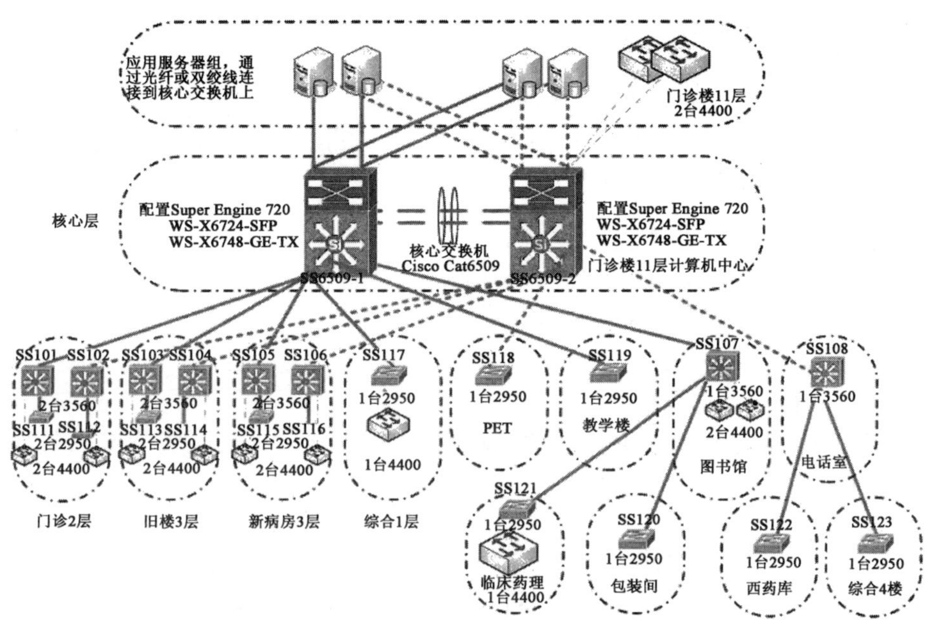

图 4-1　网络设计阶段拓扑图

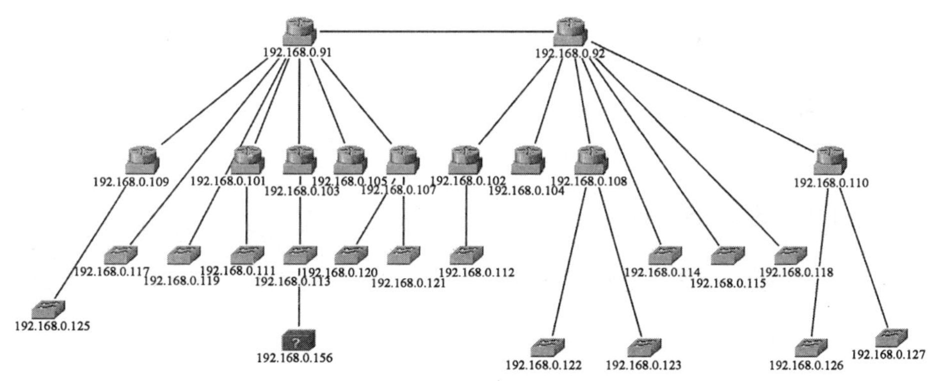

图 4-2　实际网络拓扑图

4.1.3　端口对应表

端口对应表翔实描述该设备每个端口对应的上连交换机端口或下连交换机端口情况。

4.1.4　配线架表

配线架表给出了工作区信息模块的翔实位置以及每个信息模块对应的交换机端口。在网络运行维护中,必须根据网络交换机端口的变化随时修改配线架表。

随着信息化程度的不断提升，智能布线管理技术不断发展，电子配线架技术开始出现，并得到逐渐应用。电子配线架英文为 E-panel 或者 Patch Panel，又称综合布线管理系统或者智能布线管理系统等，其基本功能如下：

（1）引导跳线，其中包括用 LED 灯引导的，显示屏文字引导以及声音和机柜顶灯引导等方式。

（2）实时记录跳线操作，形成日志文档。

（3）以数据库方式保存所有链路信息。

（4）以 Web 方式远程登录系统。

4.1.5 IP 地址表

IP 地址表包括网络中各种设备对应的 IP 地址、用途、连接情况说明等。它是网络日常运行维护的依据之一。

4.1.6 VLAN 表

VLAN 表给出了所有 VLAN 的 VLAN ID、VLAN 名称、VLAN 使用说明等信息，用于反映网络中 VLAN 使用情况。

4.1.7 设备情况说明

设备情况说明包括网络设备的硬件参数、硬件配置情况，网络设备硬件及软件版本说明、产品序列号、购买日期、维保情况等。

4.1.8 设备标签说明

按照标签使用规范明确定义网络设备标签名，并对应做好标签标识工作。

4.1.9 应急策略或方案

给出网络设备突发故障的应急对策或方案。

4.1.10 常见问题集

对网络设备运行过程中出现的常见问题，提供解决方法或技术支持。

4.1.11 维护联系方式

维护联系方式包括网络设备维护单位及相应维护人员联系方式，以及网络设备相应维护等级及响应时间。

4.1.12　防火墙配置清单

防火墙配置清单是配置防火墙命令序列。对于防火墙，为了充分发挥防火墙的功能，对防火墙进行管理，以及随时了解防火墙运行转态，需要对防火墙进行命令配置。

4.1.13　路由器配置清单

路由器配置清单是配置路由器命令序列。对于路由器，为了充分发挥路由器的功能，对路由器进行管理，以及随时了解路由器运行转态，需要对路由器进行命令配置。

4.2　服务器与存储设备

4.2.1　服务器与存储设备配置说明

对服务器硬件生产厂家、型号、CPU 核数、CPU 芯片数量、内存容量、硬盘单盘容量、硬盘数量、RAID 卡情况、RAID 方式、HBA 卡情况、电源功率及数量、BIOS 版本、服务器数量、存储设备控制器缓存容量、存储设备控制器数量、硬盘单盘容量、硬盘数量、FC SAN 的光通道交换机配置情况等进行简要说明。

4.2.2　操作手册或维护手册

提供设备操作手册和日常维护手册。

4.2.3　逻辑关系图

服务器之间关系图或简易拓扑图、服务器与存储设备连接图、服务器与交换机连接图等，可用于明确各设备之间依存关系，如图 4-3 所示。

4.2.4　网口对应表

网口对应表用于描述该服务器每块网卡对端交换机连接情况、各网卡 IP 地址使用及路由信息。

4.2.5　设备情况说明

设备情况说明包括设备硬件配置数据、设备硬件及软件版本说明、购买日期、设备序列号、设备保修状况、设备维保情况等。

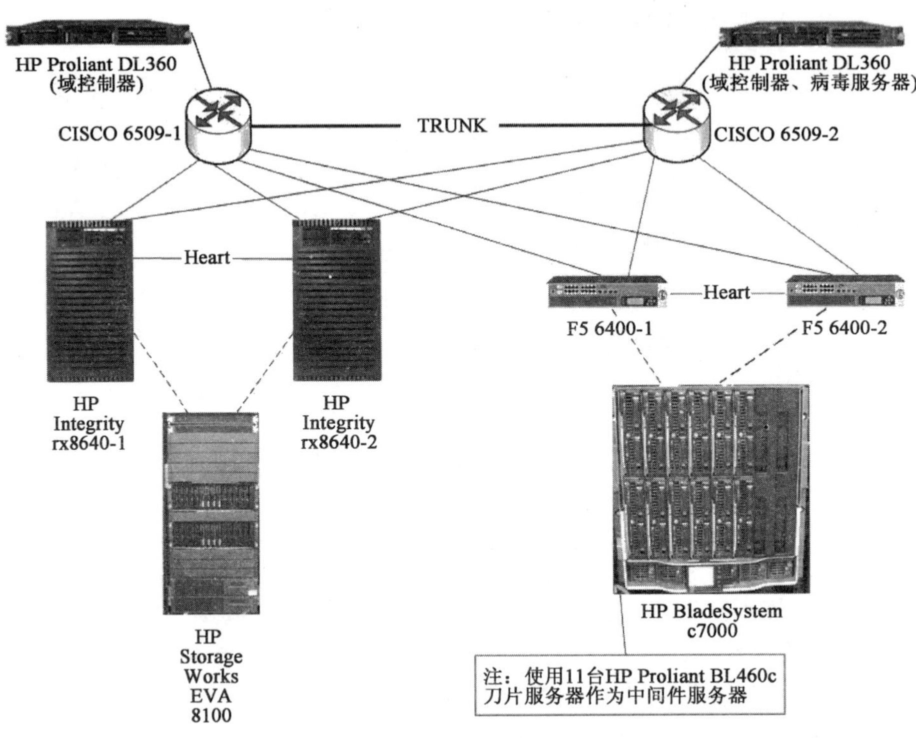

图 4-3　服务器连接示意图

4.2.6　设备标签说明

按照标签使用规范明确定义设备标签名，并对应做好标签标识工作。

4.2.7　应急策略或方案

给出设备突发故障的应急对策或方案。

4.2.8　常见问题集

对设备运行过程中出现的常见问题，提供解决方法或技术支持。

4.2.9　维护联系方式

维护联系方式设备维护单位及相应维护人员联系方式，以及设备相应维护等级及响应时间。

4.3　系统软件

这里的系统软件主要是指操作系统、数据库和开发工具。

4.3.1　操作系统

4.3.1.1　版本说明

版本说明用于描述操作系统主版本号、小版本号及相应补丁情况。

4.3.1.2　用户名及权限

用户名及权限用于描述当前系统用户名、权限及口令等情况。

4.3.1.3　最大用户数

最大用户数用于描述当前系统用户最大连接数。

4.3.1.4　超级管理员名称及口令

超级管理员名称及口令用于描述超级管理员用户名和口令。口令应符合相应安全等保标准。

4.3.1.5　加固说明

加固说明用于描述对当前操作系统进行哪些系统加固工作，并简要说明作用。这个说明必须根据操作系统的变化随时修改。

4.3.1.6　配置环境说明

配置环境说明用于描述当前系统环境配置情况，并对配置的作用进行说明。

4.3.1.7　启用服务表

启用服务表用于描述当前系统启用哪些服务，并对这些服务进行简单的说明。

4.3.1.8　基础软件说明

基础软件说明用于描述当前系统安装哪些软件，并对软件进行作用说明。

4.3.2　数据库

4.3.2.1　版本号

版本号用于描述数据库版本号。

4.3.2.2 配置路径

配置路径用于描述数据库配置路径。

4.3.2.3 数据库日志文件增长规则

数据库日志文件增长规则用于描述数据库日志文件增长规则。

4.3.2.4 日志文件路径

日志文件路径用于描述数据库日志文件访问路径。

4.3.2.5 日志文件限制说明

日志文件限制说明用于描述数据库日志文件增长限制情况。

4.3.2.6 数据库配置

数据库配置用于描述数据库参数配置情况。

4.3.3 开发工具

4.3.3.1 开发工具版本号

开发工具版本号用于描述开发工具的版本号。

4.3.3.2 开发工具路径

开发工具路径用于描述开发工具的访问路径。

4.3.3.3 开发工具使用环境

开发工具使用环境用于描述开发工具软件适合在哪些平台运行。

4.4 应用系统软件

应用软件主要指业务应用软件。

4.4.1 应用软件模块表

医疗行业的信息系统是由若干个软件模块组成的。该表反映了所有软件模块的名称、用途。

4.4.2 应用软件各模块配置文件

一般应用软件都要配置文件。在应用软件移交时需要提供配置文件清单及其文件内容清单。配置文件内容的主要部分要有说明,供使用人员了解。

4.4.3 应用软件占用的网络传输层端口表

有些应用软件运行中要使用网络传输层的端口号。该表反映了应用软件使用端口情况。

4.4.4　正式库名称

正式库名称用于描述当前使用的数据库正式库名称、大小以及安装路径。

4.4.5　调试库名称

一般情况下，一套系统存在两套数据库：一套数据库是正式库，另一套数据库是调试库。调试库用于数据库修改调试，程序调试，应用系统故障模拟测试等。调试库名称描述当前数据库调试库名称、大小以及安装路径。

4.4.6　数据库表清单

一个数据库由若干个表组成。每个表各有其用途。数据库表清单描述了每张表的名称和用途。

4.4.7　字段说明

字段说明用于描述各字段名称、数据类型、数据长度、主键、外键等字段属性的相应说明以及特殊值含义说明等。

4.4.8　后台任务说明

一般数据库都有后台任务。后台任务说明给出了后台任务名称、作用、启动时间以及执行限制等。

4.4.9　数据备份说明

数据库中的数据必须要做数据备份。数据库备份说明给出备份任务名称、备份文件存储位置、备份任务启动时间、备份策略、备份周期等。

4.5　安全工具

安全工具分为硬件设备和软件。

4.5.1　硬件设备

4.5.1.1　设备情况说明

设备情况说明是对安全设备硬件型号、用途、功能、安全策略、电源功率及软件版本进行简要说明。

4.5.1.2　系统必要性说明

系统必要性说明用于描述使用安全设备的必要性。

4.5.1.3　安全设计说明

在设计阶段，为了保障信息系统的安全，需要对信息系统中的安全系统进行设计，要提交信息系统安全设计方案。在安全设计方案前，要给出提供安全设计说明和所选用的安全设备说明。

4.5.1.4　维护联系方式

维护联系方式用于描述安全设备维护单位及相应维护人员联系方式，以及设备相应的维护等级及响应时间。

4.5.1.5　常见问题集

常见问题集用于对设备运行过程中出现的常见问题提供解决方法或技术支持。

4.5.2　安全软件

4.5.2.1　软件版本

软件版本用于描述安全软件版本号。

4.5.2.2　软件大小

软件大小用于描述软件占用存储空间大小。

4.5.2.3　软件授权

软件授权用于描述安全软件授权情况。

4.5.2.4　使用环境

使用环境用于描述安全软件适合在哪些平台运行。

4.5.2.5　配置路径

配置路径用于描述安全软件配置路径。

第 5 章　信息系统参数

信息系统参数反映了信息系统性能和运行状态。在运行维护过程中，通过信息系统参数了解信息系统运行状态；根据信息系统参数进行风险评估；根据信息系统参数对信息系统进行调试，使得信息系统在一个稳定状态下运行。

信息系统参数分为静态参数和动态参数。静态参数一般反映信息系统的性能；动态参数一般反映信息系统的运行状态。以服务器为例，服务器的 CPU 数量是一个静态参数，它反映服务器在处理能力方面的性能。CPU 利用率是一个动态参数，它反映服务器处理负荷的大小。

静态参数与动态参数是相辅相成的关系。静态参数对动态参数产生影响，而动态参数则反映静态参数是否满足信息系统对性能方面的要求。以服务器 CPU 为例，在信息系统负荷为定量的情况下，CPU 的数量决定了 CPU 利用率的高低。CPU 数量少，则每个 CPU 的利用率就比较高；反之，CPU 数量多，则 CPU 利用率就比较低。在 CPU 数量确定之后，CPU 利用率反映了信息系统负荷的变化情况，或者反映了信息系统运行是否出现异常情况。假设没有信息系统异常问题的存在，CPU 利用率仅反映信息系统负荷情况，随着信息系统功能程序的增加，数据量的增加，CPU 利用率也在增加。从系统运行维护角度看，在 CPU 利用率达到一定值后，就要考虑增加 CPU 数量，以保证信息系统稳定运行。

同样的参数值对于不同的设备反映出的信息是有差别的。仍以服务器 CPU 为例，对于 PC 数据库服务器，一般 CPU 利用率达到 60%以上，数据库服务器运行速度降低比较明显，而对于使用小型机作为数据库服务器，在 CPU 利用率达到 90%时，信息系统的运行速度可能还是不会降低。其原因是小型机 CPU 架构与 PC 服务器 CPU 架构不同，小型机 CPU 结构与 PC 服务器结构不同。

在新系统运行维护过程中，需要时刻关注信息系统动态参数的变化，根据动态参数的变化，对静态参数进行适当的调整，以保证信息系统处于一种平稳的运行状态。

信息系统日常运行维护中的一项重要任务就是监测信息系统参数的变化。通过监测信息系统参数了解信息系统运行状态。日常运行维护中监测的主要是动态参数。因为动态参数反映了信息系统运行中硬件、软件和网络的运行状态。信息系统出现故障前，其动态参数一般都偏离正常值范围。通过监测信息系统动态参数，可以了解信息系统运行情况，并提前发现信息系统可能出现故障，及时采取必要的技术措施，避免信息系统出现灾难性故障。

5.1 服务器和存储设备参数管理

5.1.1 物理服务器参数

物理服务器参数主要有服务器生产厂家、品牌、型号。

服务器序列号：每台服务器都有一个生产厂家给的唯一生产序列号，用作维修存档。在需要原厂提供维修服务时，应给维修部提供该序列号。

5.1.2 物理服务器名称

每个服务器都有一个名称。服务器名称要反映服务器所在系统的属性。

5.1.3 服务器 CPU 芯片数量

目前，一般 CPU 都是多核 CPU。在这种情况下，反映 CPU 数量的单位有两个：一个是 CPU 芯片的数量，另一个是 CPU 内核的数量。经常有些人有意或无意地把 CPU 芯片数量与 CPU 内核数量在概念上混淆。

5.1.4 服务器 CPU 核数

通常服务器都有多颗 CPU，而每颗 CPU 又是多核处理器（如四核处理器即是基于单个半导体的一个处理器上拥有四个一样功能的处理器核心，换句话说，就是将四个物理处理器核心整合入一个核中）。所以服务器 CPU 核数应该是服务器的 CPU 颗数乘以每颗 CPU 的核数。

5.1.5 CPU 利用率

CPU 利用率是一个动态参数，它反映了 CPU 的负荷情况。

5.1.6 服务器内存总容量

通常内存容量都有两个值，一个是服务器现有内存容量也就是厂家标配容量，另外一个是服务器最大支持内存容量。总的来说，服务器支持内存容量越大，其扩展性就越好，性能也就越高。服务器内存总量通常是指服务器现有内存容量也就是厂家标配容量。

5.1.7　服务器内存条单条容量、内存条数量

在需要对内存进行扩充前，要先了解服务器内存条单条容量、内存条数量，以便确定内存扩充方案。

5.1.8　服务器物理网卡数量

其可以说明服务器配置了几件网卡。

5.1.9　服务器所连交换机名称、端口号

信息系统出现故障，在故障定位时需要了解服务器所连交换机及其端口。

5.1.10　物理服务器 IP 地址

其给出了物理服务器各网卡占用的 IP 地址。

5.1.11　群集 IP 地址

群集 IP 地址是群集的一个虚拟地址，是群集提供给群集外部访问的一个 IP 地址。

5.1.12　HBA 卡信息

HBA 卡信息包括 HBA 板卡的通信速率、HBA 卡数量。

5.1.13　服务器物理硬盘容量

服务器物理硬盘容量按下式计算：

$$服务器物理硬盘容量 = 服务器单块硬盘容量 \times 硬盘数量 \tag{5-1}$$

5.1.14　服务器物理硬盘 RAID 方式

目前，常用的 RAID 模式主要是 RAID1 和 RAID5。

5.1.15　服务器逻辑硬盘盘符和容量

使用 RAID1 和 RAID5，把几块物理硬盘的容量合并在一起，再划分成若

干个逻辑硬盘。在移交文档中要给出每个逻辑硬盘的盘符及其容量。

5.1.16 服务器管理 IP 信息

对于小型机，一般都需要用另外的计算机对其进行管理。对小型机进行管理需要通过 IP 地址登录到小型机上。

5.2 存储设备参数

5.2.1 存储设备品牌、型号

存储设备的生产厂家、品牌、型号。

5.2.2 存储设备序列号

每台设备都有一个生产厂家给的唯一生产序列号，用作维修存档。

5.2.3 存储设备类型

存储设备按其与服务器连接技术划分有多种类型。存储设备依附在服务器上属于 DAS。DAS 是 Direct Attached Storage 的缩写，即“直接连接存储”，是指将外置存储设备通过连接电缆，直接连接到一台服务器上。

FC SAN(Storage Area Network)存储区域网络是一种通过光纤交换机将磁盘阵列存储设备与相关服务器连接起来的高速存储设备。

NAS(Network Attached Storage)网络附加存储是一种通过网络连接的存储设备，可以方便地直接通过千兆以太网端口接入到现存的以太网络中。NAS 提供了网络上所有服务器使用的存储设备。

5.2.4 控制器缓存容量

为了解决高速控制器与低速硬盘在读写操作中的速度差距，存储设备控制器都有一个缓冲存储器。在服务器对存储设备的硬盘进行读写操作时，数据暂时存储在缓冲存储器。缓冲存储器的容量越大，读写速度越快。

5.2.5 存储设备物理硬盘参数

硬盘参数包括单个硬盘容量、硬盘转速、硬盘接口电路类型、硬盘数量等。

5.2.6　存储设备 RAID 方式

目前常用的 RAID 模式主要是 RAID1 和 RAID5。需要给出信息系统所采用的 RAID 模式。

5.2.7　存储设备总裸容量

存储设备裸容量是硬盘在未格式化之前的标称存储容量。该存储容量与真实的存储容量有一定的误差。RAID1 和 RAID5 模式下的存储设备总裸容量计算如下：

使用 RAID 1 模式的存储设备总裸容量＝单盘容量×硬盘数量/2 (5-2)

使用 RAID 5 模式的存储设备总裸容量＝单盘容量×(硬盘数量－1) (5-3)

5.2.8　存储设备总有效容量

硬盘经过格式化后，其可使用的存储容量要小于标称存储容量，为硬盘的有效存储容量。RAID1 和 RAID5 模式下的存储设备总有效容量计算如下：

使用 RAID 1 模式的存储设备有效存储容量＝单盘有效容量×硬盘数量/2 (5-4)

使用 RAID 5 模式的存储设备有效存储容量＝单盘有效容量×(硬盘数量－1) (5-5)

5.2.9　存储容量划分信息

存储容量划分信息指存储设备划分了几个逻辑硬盘以及每个逻辑硬盘的容量。

5.2.10　物理链路图

物理链路图是指存储设备各部件之间的连接示意图，并且给出了存储设备与服务器的连接，如图 5-1 所示。

5.2.11　光纤交换机的区域划分

在一个光交换机连接多个服务器及多个存储单元时，要给光交换机配置好哪个服务器访问哪个存储单元。或者说，将交换机连接存储的端口，和某个特定的端口划分到一个区域里，以便实现从端口到存储的连通性，使服务器能

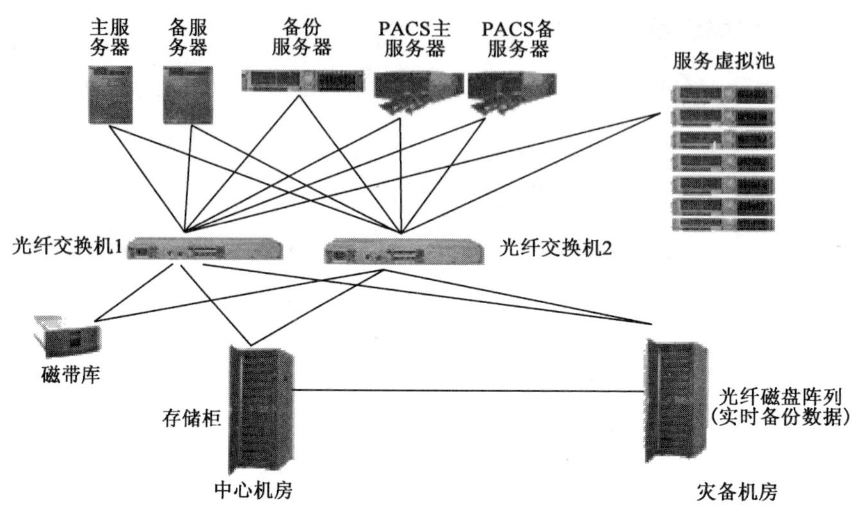

图 5-1　服务器、存储设备连接示意图

够看到存储。光纤交换机使用前应进行区域设置。

5.2.12　LUN 划分

LUN 的全称是 Logical Unit Number，也就是逻辑单元号。SCSI 总线上可挂接的设备数量是有限的，一般为 6 个或者 15 个。因此，可以用 Target ID(也有称为 SCSI ID 的)来描述这些设备。设备一旦加入系统，就有一个代号。这样在区别设备的时候，只要说代号就可以了。

而实际上我们需要用来描述的对象，是远远超过该数字的。于是，引进 LUN 的概念，也就是说 LUN ID 的作用就是扩充了 Target ID。每个 Target 下都可以有多个 LUN Device，通常简称 LUN Device 为 LUN。这样就可以说每个设备的描述就有原来的 Target X 变成 Target x LUN Y 了。

LUN 是一些虚拟的对象。比如，一个阵列柜，主机那边看作一个 Target Device，为了某些特殊需要，要将磁盘阵列柜的磁盘空间划分成若干个小的单元给主机来用，于是就产生了一些什么逻辑驱动器的说法，也就是比 Target Device 级别更低的逻辑对象。我们习惯于把这些更小的磁盘资源称之为 LUN0、LUN1、LUN2 等。对于操作系统，识别的最小存储对象级别就是 LUN Device。这是一个逻辑对象，所以很多时候被称逻辑设备。

5.3　虚拟服务器参数

5.3.1　服务器宿主机名称

服务器宿主机指要安装虚拟机软件的计算机，即物理机。

5.3.2　服务器宿主机网络配置信息

服务器宿主机网络配置信息包括 IP 地址、子网掩码、默认网关等。

5.3.3　虚拟机名称

虚拟机（Virtual Machine）指通过软件模拟的具有完整硬件系统功能的、运行在一个完全隔离环境中的完整计算机系统。

5.3.4　虚拟机 IP 地址

虚拟 IP 地址是虚拟使用的 IP 地址。

5.3.5　虚拟机配置信息

虚拟机配置信息包括 CPU 核数量、内存容量、IP 地址等。

5.4　网络运行参数

5.4.1　网络设备品牌、型号

其给出了网络中所使用的交换机防火墙等网络设备的品牌与型号。

5.4.2　交换机光电模块数量

其给出了网络中交换机配置的光电模块数量。

5.4.3　核心交换机下连端口

核心交换机下连端口是指与核心交换机相连的汇聚交换机或接入交换机的端口，一般以表格形式标识。

5.4.4 汇聚交换机、接入交换机上连端口

汇聚交换机、接入交换机上连端口是指与之相连的核心交换机的端口，一般以表格形式标识。

5.4.5 VLAN表

VLAN表给出了所有VLAN的VLAN ID、VLAN名称、VLAN使用说明等信息。

5.4.6 VLAN使用的IP地址段说明

每个VLAN要占用一段IP地址，并且各VLAN占用的IP地址不能冲突。

5.4.7 核心交换机CPU利用率

核心交换机CPU利用率反映了核心交换机的负荷情况，是一个动态参数。核心交换机CPU利用率过高，则网络中数据传输量降低，网络传输速度变慢。

5.4.8 重要交换机端口数据传输率(流量)

重要交换机端口一般指交换机上连端口、交换机下连端口、交换机连接服务器端口。这些端口的数据传输率反映了网络的运行情况。

5.4.9 防火墙端口使用说明

防火墙端口使用说明标识了防火墙各端口的使用情况。

5.4.10 路由器端口IP地址

路由器端口IP地址标识了路由器的使用情况，是网络运行维护的参数。

5.4.11 路由器下一跳点地址

路由器下一跳点地址是重要的路由信息，也是检查网络故障的参数。

5.5 布线参数

5.5.1 线缆桥架图

线缆桥架图标识了建筑物中桥架的走向和截面尺寸。

5.5.2 楼层机房位置图

楼层机房位置图标识了建筑物中楼层机房的位置。

5.5.3 楼层机房表

楼层机房表标识了各楼层机房的面积、房间号等信息。

5.5.4 配线架表

配线架表给出了楼号、楼层、房间号、工作区模块号、配线架号、交换机名称、交换机端口号等信息。一般情况下，一个配线架对应一张配线架表。

5.5.5 光缆资料

光缆资料给出了光缆数量、每条光缆类型（OM1、OM3）、光缆芯数等信息。

5.5.6 光缆布线图

光缆布线图标识了光缆在楼内或园区内的走向。

5.6 系统软件参数

本节系统软件主要指操作系统和数据库。

5.6.1 操作系统参数

5.6.1.1 服务器群集状态

这是一个动态参数。正常情况下，服务器群集应该始终是群集中主服务器处于工作状态。主服务器发生故障时，群集操作系统和数据库自动从主服务器切换到备用服务器上，这时群集备用服务器处于运行状态。主服务器发生故障后，应该及时排除故障，然后将群集从备用服务器切换回主服务器上。

5.6.1.2 日志文件

日志文件有系统日志文件、安全日志文件、应用日志文件、域控日志文件。日志文件反映了操作系统运行情况。根据日志文件内容，可以发现操作系统的故障。

5.6.2 数据库参数

5.6.2.1 全局数据库名称

本服务器上数据库管理系统(DBMS)名称。

5.6.2.2 实例数据库名称

具体使用的数据库名称。实例名称最好不使用全局数据库名称。

5.6.2.3 数据库中索引 BLEVEL 值

BLEVEL 是 B-Tree 索引形式的一部分，与 Oracle 为搜索某些纪录而减少索引搜索的次数相关联。在一些情况下，BLEVEL 需要单独的磁盘命中。如果 BLEVEL 大于 4，则建议重建索引。这是一个动态参数。

5.6.2.4 表空间利用率

对于表空间利用率超过 90%以上的情况，需要防止应用将表空间占满。

5.6.2.5 PGA 命中率

PGA(Process Global Area)，是服务器进程的一段私有内存区，它包含全局变量、数据结构和一些进程的控制信息，比如游标的运行时区域、执行排序操作等。PGA_AGGREGATE_TARGET 的值应该基于 Oracle 实例可利用内存的总量来设置，这个参数可以被动态地修改。假设 Oracle 实例可分配 4GB 的物理内存，剩下的内存分配给操作系统和其他应用程序。也许会分配 80%的可用内存给 Oracle 实例，即 3. 2G。现在必须在内存中划分 SGA 和 PGA 区域。在联机事务处理 OLTP 系统中，典型 PGA 内存设置应该是总内存的较小部分，如 20%，剩下的 80%分配给 SGA。

5.6.2.6 SGA 使用情况

系统全局区又称 SGA (System Global Area)，是 Oracle Instance 的基本组成部分，在实例启动时分配，是一组包含一个 Oracle 实例的数据和控制信息的共享内存结构。SGA 主要用于存储数据库信息的内存区，该信息为数据库进程所共享(PGA 不能共享的)。它包含 Oracle 服务器的数据和控制信息，在 Oracle 服务器所驻留的计算机的实际内存中得以分配。如果实际内存不够，再往虚拟内存中写。

5.7　应用软件参数

5.7.1　应用软件模块表

医院的信息系统是由若干个软件模块组成的。该表反映了所有软件模块的名称、用途。

5.7.2　应用软件各模块配置文件

一般应用软件由一组程序组成，每个程序是一个功能模块。为了程序运行的需要，程序都有配置文件。在移交文档中要提供应用软件配置文件的名称列表和配置文件内容，以便用户使用和方便以后的修改。

5.7.3　应用软件占用的网络传输层端口表

有些应用软件运行中要使用网络传输层的端口号。该表反映了应用软件使用端口的情况。

第 6 章　事件与问题管理

6.1　事件管理

6.1.1　事件管理的概念

(1)事件管理定义

事件管理(Incident Management)是 IT 运行维护过程中最基本的活动，可以说医院 IT 运行维护部门的职责就是处理各类事件(Incidents)。事件管理指的是突发事件管理或意外事件管理，处理 IT 的危机，并要从中恢复运转，即在出现事件时，能够尽可能地恢复服务的正常运作，避免业务中断，以确保医院 IT 运行维护管理最佳的服务可用性级别。

(2)事件管理相关术语

事件(Incident)，即在医院 IT 服务中不属于标准操作的，并且能够导致、或者可能导致此医院业务中断或者服务质量下降的任何事件(Event)。

服务请求(Service Requests)，即用户想要获得递送、支持、信息或建议的请求，并不属于 IT 设施设备方面的故障。

服务请求的例子包括：

①程序功能方面的请求或问题。

②信息状态查询。

③账号口令重置。

④信息数据提取。

影响度(Impact)，即就所影响的医务人员或医院业务数量而言，事件偏离正常服务级别的程度。重要事件是指那些对医院业务带来非常严重的事件。而有些时间上极度紧迫的需要解决的事件也应当作重要事件来处理。

紧急度(Urgency)，即解决故障时，对医务人员或医院业务来说可接受的耽搁事件。

优先级(Priority)，主要基于紧急度和影响度来决定。而对于具有同样优先级事件，可按解决他们需要花费的精力的多少来安排顺序。例如，对医院业务影响不大且容易解决的故障,可先于一个影响较大且需要大量精力解决的故障。

6.1.2　事件管理的目标

(1)事件管理的目标

医院IT运行维护部门事件管理的目的是在尽可能小地影响医院业务的情况下,使IT系统恢复到正常运行的状况。事件管理需要保留时间的有效记录,便于改进处理流程,以及正确地提供报告进展情况,并给其他服务流程提供合适的信息。

(2)事件管理在整个医院IT服务管理中的作用

对整个医院业务来说:

①更及时地解决事件可减少事件对医院业务的影响。

②提高医务人员的工作效率。

对医院IT部门来说:

①更有效地使用运行维护人力,合理安排二线运行维护任务。

②记录医院IT服务请求,事后进行运行维护数据统计分析,为进一步完善事件管理提供数据支持。

③完善配置信息库。

④提高医务人员对信息系统的满意度。

6.1.3　事件管理的流程

事件管理流程见图6-1。事件管理流程首先对事件进行分类,对该事件是否为已知错误的事件作出判断,并根据影响和紧急度判断该问题的优先级。通过调查和诊断,将服务台不能处理的问题迅速转至二线、三线技术支持。最后,将处理结果反馈回服务台,由服务台告知用户解决方案,并关闭本次事件处理流程。在管理过程中,通过"审核",事件主管将重要或者严重的问题提交上会。在事件"升级"中,对于提交上来的问题分别进行处理。决定进入下一阶段的"问题"、"变更"或"发布",并指定处理计划和方案。

(1)服务台接收事件

对事件的发现可有以下几种方式:

①由临床科室用户发现:用户将此事件报告给服务台。

②自行发现:在运行维护工作中发现的事件。

③分配事件编号:系统会自动分配一个唯一的事件编号,在后续沟通的过程中可使用通过提供的事件编号来引用事件。

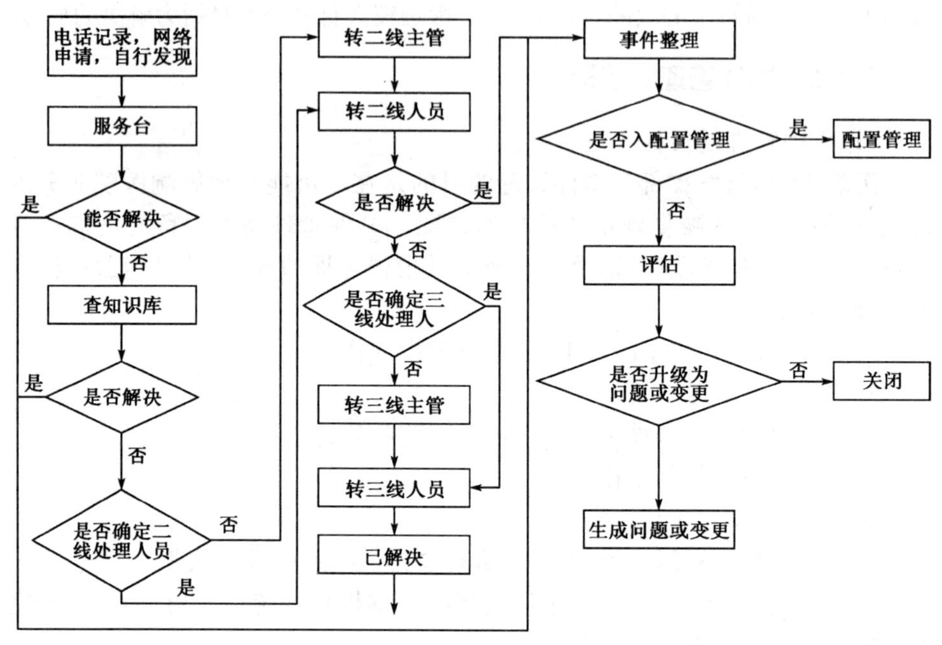

图 6-1　事件管理流程图

④记录基本信息：包括时间、用户、地点、处理人员以及受影响的医院业务或硬件配置等信息。

(2)事件匹配

在知识库中检查以前是否发生过类似的事件。如果发生过，则查看解决方案和应急措施。如果新事件与某一问题或某一已知错误内容相匹配，那么就可将事件与这些已知的问题或错误进行关联。

(3)事件转线

如果服务台不能在事先规定的时间内解决事件，就要决定应该由二线人员或三线人员来负责处理该事件。转线时，应准确地将事件转到相关的负责人和部门。运行维护问题应转给二线的维护、网络或维修组，系统问题及程序BUG应转给三线研发组。这种转线是按已分配好的事件所属的类别来进行的。合理的事件处理转移机制对有效的事件管理非常重要。

(4)事件整理

①事件主管每天监督事件记录的完整性和及时性，并对三级以下人员进行评分。对于不完整或者记录不清楚的事件记录，及时催促相关人员完成。

②事件主管在整理事件记录的过程中，对于存在问题的事件或是有可能引起其他隐患的事件进行上会处理，并于次日早会汇报，并讨论解决方案。

(5)生成问题或变更

①无需上会的事件，每天由事件主管在进行事件整理时即对事件进行归档。

②上会的事件在早会讨论后，事件主管应及时对上会事件进行相应处理，提交问题、变更或归档；对于需要给用户回复或向用户解释的事件，根据早会讨论的结果反馈给用户。

(6)事件分析

定期对一段时间内的事件记录进行统计和分析，统计出该段时间内事故频发的事件和科室以及找出有可能存在隐患的事件，分析事故频发的原因，商讨解决方案，以减少事故的发生率。

6.1.4　事件管理中可能产生的问题

(1)事件处理的堆积

未能落实上会事件处理方案，及时转入ITIL其他流程。虽然事件临时得到解决，但类似事件在临床业务中继续出现，事件未能得到彻底解决，同时导致不能成功地对事件进行分配或转交。

(2)事件未被完整地记录

缺乏事件及事故的记录，不利于处理过程的跟踪。如果医务人员不经过一系列的处理过程，而是自己解决错误或直接联络三线人员帮助他来解决，那么与此事件相关的信息不会被完整地记录。而遗漏的信息对问题管理、配置管理的成功实施非常重要。另外，服务台也不能得到事件解决数量等信息。这会导致定期提交的事件管理报告不能充分反映当前的情况。

(3)知识库等未及时更新

新变更的信息未能与知识库相关联，导致知识库、解释口径、配置库等信息未能及时更新，导致查询知识库等信息时得到错误数据。

6.2　问题管理

6.2.1　问题管理的概念

(1)问题管理定义

问题管理(Problem Management)是指从事件管理环节或自行发现的方式找到目前医院信息系统中存在的问题,并充分利用现有资源对问题进行调查、分析,查明问题产生的潜在原因,制订解决问题的方案和防止事件再次发生的措施,将问题对临床业务产生的负面影响减小到最低。此外,问题管理还需对已知错误进行管理。

(2)问题管理相关术语

已知错误(Known Error)是指那些已经找到问题产生的根源,以及处理它的临时解决方案,而没有进行最终解决的问题。

6.2.2 问题管理的目标

(1)问题管理的目标

问题管理的目标是找到引起问题的根本原因,并依据实际情况制订临时解决方案或最终解决方案,以将问题对临床业务产生的负面影响降至最低,防止问题再次发生。

(2)问题管理在整个 IT 服务管理中的作用

①通过解决临床信息系统中的存在的问题,提高 IT 服务质量、信息管理水平。

②将问题的解决方案及应急措施保存在知识库中,为服务台一线解决提供信息支持,提高解决效率。

6.2.3 问题管理的流程

问题管理流程见图 6-2。

(1)新增问题

新增待审核问题:服务台主管定期整理日常工作中发生的待处理事件、自行发现的待处理问题、其他部门提交的书面申请、待处理的任务等事项,生成待审核的事件或问题,等待部门会议讨论。

新增问题需要记录的内容有:问题来源、启动时间、申请部门、申请人、重要程度、紧急程度、问题类型、总负责人、终结时间、相关负责人、问题标题、问题描述。其中,申请部门、申请人、重要程度、紧急程度、问题类型为必填内容。

(2)问题审核

在问题审核会议上对待审核问题进行审核,未通过审核的事件将返回到事件管理流程进行处理;通过审核的事件,则转为待查明问题,进入问题管理流程。对于新生成的待查明问题,需要设立其紧急重要度和问题负责人。

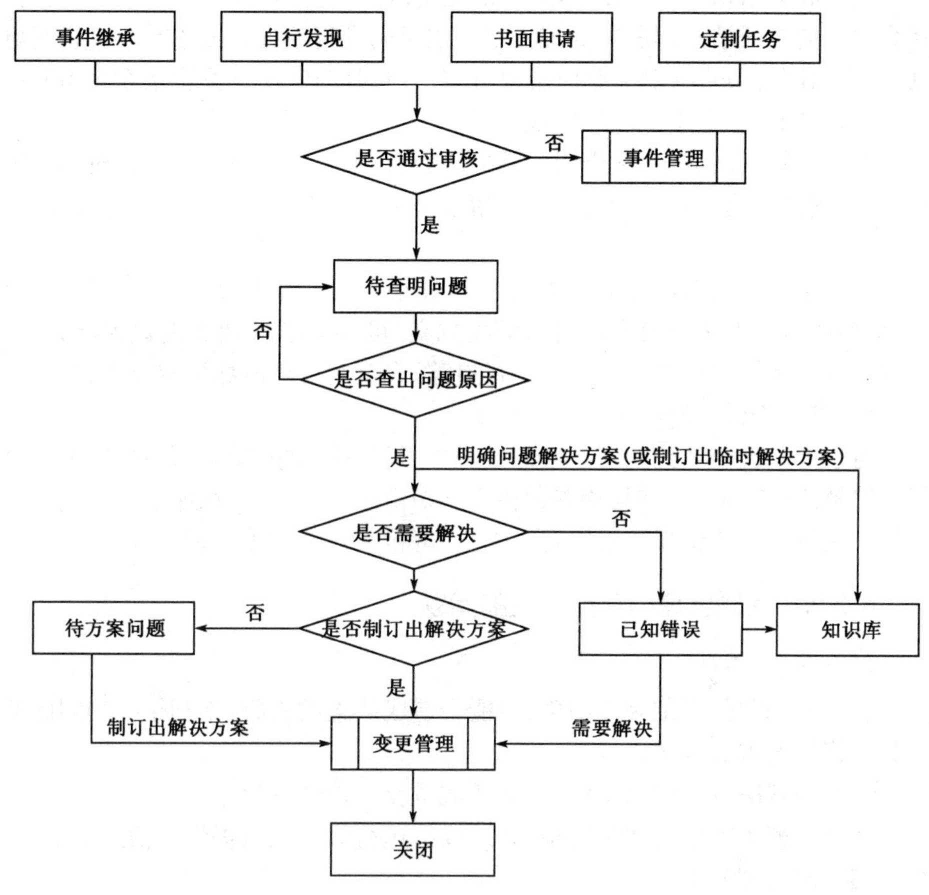

图 6-2　问题管理流程图

(3)待查明问题处理

待查明问题处理方法:根据问题的紧急重要度安排问题解决的时间表,并按照问题的解决时间表展开工作,在问题处理记录中记录相关的工作内容和解决进度。问题调研方法可采取与服务台合作的模式。将问题的调研内容和目标用户列出,电话咨询或在日常运行维护中涉及相关目标用户时一并进行调研,调查原因过程需要进行情况记录。

(4)待查明问题反馈方法

每周的早会上汇报问题的解决进展或遇到的问题(同时修订问题的紧急重要度)。

(5)制订问题解决方案

制订临时解决方案:在查明问题的原因后,上会向主任进行反馈。同时,在会议上向主任请示问题的处理方案。如果问题暂不处理或不需要进行变更处理,则由问题负责人制订临时解决方案,并将临时解决方案记录在知识库中进行记录,同时问题生成已知错误。

制订问题解决方案:在查明问题的原因后,如果上会讨论后决定对问题进行处理,则由问题负责人指定问题的解决方案;如果问题涉及程序的修改,需将问题生成变更。

待方案问题:在查明问题的原因后,如果上会讨论后决定对问题进行处理,但问题负责人暂时没有成熟的解决方案,可将问题的状态设置为待方案。由问题主管和问题负责人对问题进行追踪,直至制订出成熟的解决方案。

(6)已知错误管理

对于那些已经找到问题产生的根源以及处理它的临时解决方案,没有进行最终解决的问题,可将其状态调整为已知错误,并生成知识库内容。当问题负责人制订出已知错误的最终解决方法,可将其转至变更管理。

6.2.4 问题管理中可能产生的问题

(1)记录不完整

①问题相关信息记录不明确,可能会造成线索的丢失,不利于找到问题原因和制订问题解决方案。

②问题解决进度记录不详尽,会造成重复工作的发生。

③问题解决方案描述不清晰,会造成给运行维护人员提供的信息不准确,影响问题的处理效果。

(2)事件管理与问题管理之间联系不紧密

若事件管理与问题管理流程之间没有很好的信息沟通机制,那么问题管理很难及时了解到当前问题在运行维护中的监控情况,事件管理也很难及时了解到问题管理产生的知识库信息,如临时解决方案等。

第 7 章　变更与发布管理

7.1　变更管理

7.1.1　变更管理的概念

变更可由事件、问题、自行增加等途径引发。变更管理(Change Management)是指确保信息系统中的所有变更按照预定的流程和时间进行修改,即对变更的质量和时间进度进行管控,以保证变更修改的质量和效率,降低或消除因为变更所造成的问题。

7.1.2　变更管理的目标

(1)变更管理的目标

变更管理的目标是对变更项目进行管控,确保变更安全、有序地进行。

(2)变更管理在整个 IT 服务管理中的作用

①对变更项目进行严格的管控,确保变更质量和时效性,有效将变更对临床业务的影响控制到最小。

②通过变更可以进一步完善信息系统,增加信息系统稳定性,同时满足临床科室提出的新需求,增强系统可用性。

7.1.3　变更管理的流程

变更来自事件和问题管理,变更主管通过变更整理,确定变更方案,将变更转为问题或归档。针对变更制订工作计划,组织研发人员编写程序,安排测试。具体负责人填写变更日志,记录任务实施的沟通协调进程。变更管理的流程见图 7-1。

(1)新增变更

新增待审核变更:待审核变更的来源有三种,分别是由事件直接转为待审核变更、自行新增待审核变更、由问题直接转为待审核变更。这些待审核变更需要在会议中讨论。

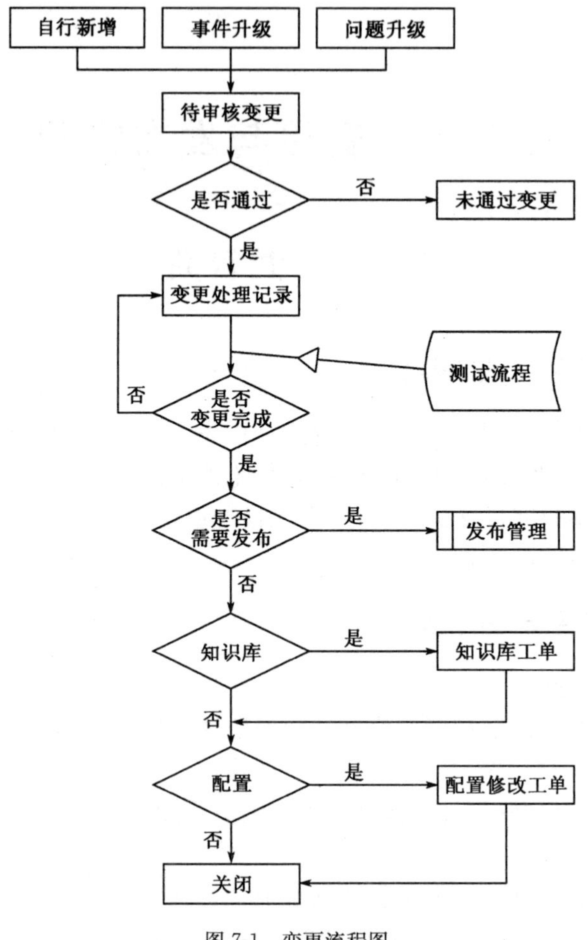

图 7-1　变更流程图

新增变更需要记录的内容有:变更来源、申请部门、重要程度、紧急程度、申请人、总负责人、相关负责人、变更类型、申请报告、变更标题、变更描述、解决方案、关联资源等。其中,申请部门、重要程度、紧急程度、申请人、变更类型、变更标题为必填内容。

(2)变更审核

变更审核会议上对待审核变更进行审核,未通过审核的变更将返回到事件管理流程或问题管理流程进行处理,或者留存在未通过审核变更列表中。通过审核的变更,则转为待处理变更,由变更负责人进行处理。

(3)变更处理

变更转入待处理流程后,将依据变更实际处理情况历经"处理中"、"暂停中”、“已完成”、“已关闭”几个状态，只有高级用户有“暂停中”状态的设置权限。变更处理过程中，需要对变更处理经过进行记录。记录内容包括：变更创建时间、通过审核时间、开始处理时间、处理完成时间、发布时间、解决时间、解决记录等。

变更修改完成后，如需进行测试，则进入到测试流程，测试完成后变更完成。变更完成后，需要进行必要的知识库记录。如需发布，则进入发布管理流程；如需修改配置信息，则进入配置管理流程。

7.1.4　变更管理中可能产生的问题

(1)变更拖延、堆积

变更内容没能按照项目预计时间修改完成，造成变更拖延和堆积，影响变更质量，增大了发布风险。

(2)变更测试范围的界定

在变更管理环节，制订变更测试要求时，测试范围比较难以界定，可能出现测试要求制订不全面的情况。

7.2　发布管理

7.2.1　发布管理的概念

(1)发布管理定义

发布管理(Release Management)是指对经测试后导入实际应用的新增或修改后的变更项目或配置项进行分发的管理流程，即采用固定的发布流程来实施变更项目，使变更项目安全正确的分发到各个客户端。

发布管理与配置管理和变更管理密切配合，以确保每项发布都被更新到公用的配置管理数据库(CMDB)中。发布管理还要确保发布的内容软件库(Definitive Software Library，DSL)中也得到更新。

(2)发布管理相关术语

①最终软件库(DSL)。最终软件库是一个存储所有软件配置项的最终批准版本的安全存储库，最终软件库中可能包括同一种软件的多个版本，包括存档版本、相应的文档记录和源代码等。最终软件库需要定期进行备份和管理。

②最终硬件库(DHS)。最终硬件库中包含了硬件的配置信息。

③配置管理数据库(CMDB)。配置管理数据库包括存储与管理信息系统

设备的各种配置信息。它与所有服务支持和服务交付流程都紧密相连,支持这些流程的运转,发挥配置信息的价值,同时依赖于相关流程保证数据的准确性。在发布管理巡检中,需对各配置项信息进行检查,以便更新完善配置库。

7.2.2 发布管理的目标

(1)发布管理的目标

发布管理的目标是按照标准的发布流程,将变更项目正确安全地发布,确保只有正确的版本可以进入正式的运行环境。

(2)发布管理在整个IT服务管理中的作用

①发布管理制订了标准的发布流程来管控程序发布活动,确保了发布工作安全有序地进行。

②实现了对软件版本的统一管理,解决了在用版本不统一的问题。

③建立了系统的发布培训机制。

④发布管理会制订发布回滚方案,能够在发布出现问题时将其对客户端的影响降至最低。

⑤发布之前,开发和测试都在质量控制之下,以确保硬件和软件质量,降低发布不正确版本的风险。

7.2.3 发布管理的流程

发布管理的流程见图7-2。

(1)新增发布

测试组完成变更项目的测试工作后,由变更负责人提交发布申请,发布主管在ITIL中新增发布项,一般将相同程序在一次测试中涉及的变更内容规划为一次发布任务。

(2)制订发布部署和规划

每次发布前,发布主管都须制订发布计划,来定义一项发布怎样以及何时得以配置。在对一项发布进行规划之前,需要收集有关发布的各项信息。通常在规划一项发布时,主要需要考虑下列问题:

①确定发布范围,包括变更内容、使用科室、相关人员等。

②制订发布日程安排。

③制订培训计划,包括培训内容、培训人员、受训人员等。

④与其他相关流程做好前期沟通工作。

⑤制订回退计划。

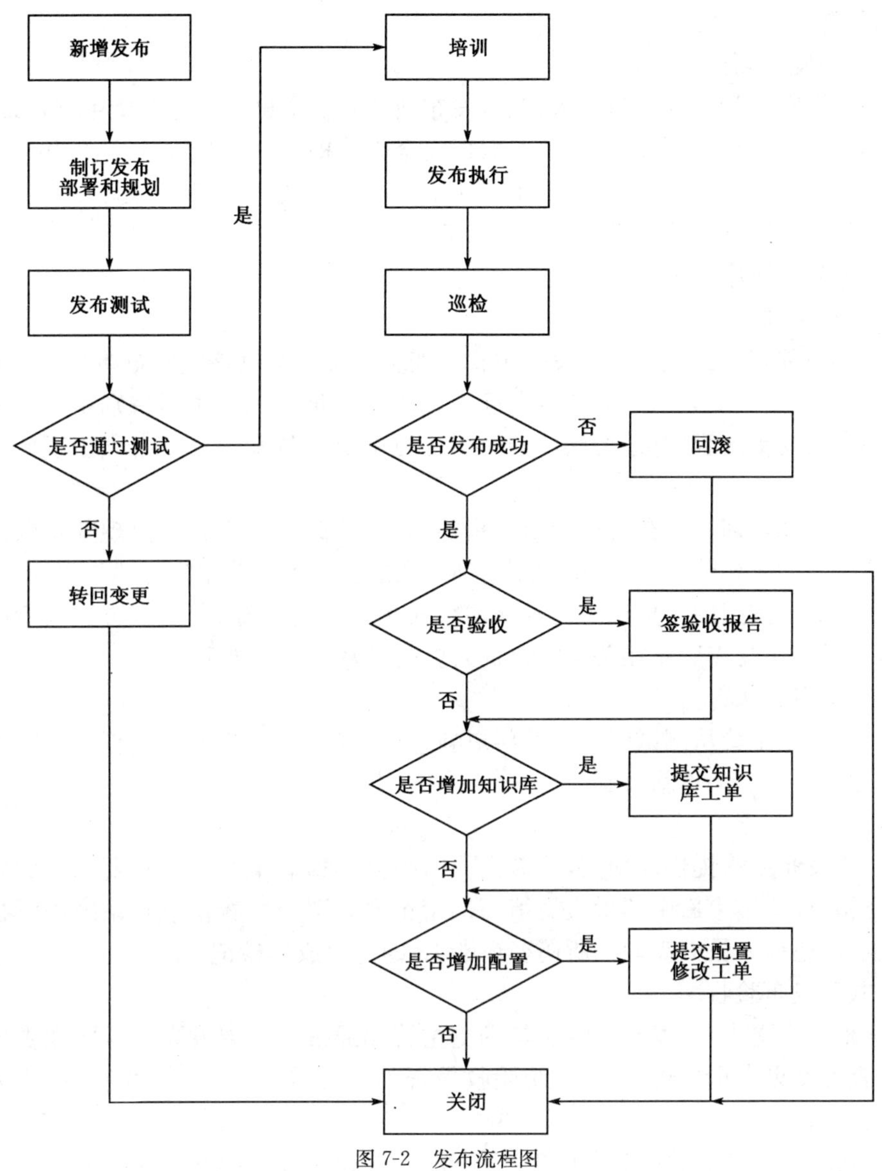

图 7-2　发布流程图

⑥进行发布前测试工作。

⑦向上级主管提交发布申请。

制订发布计划环节在 ITIL 中需要填写的主要内容有发布系统类型（常规/试运行/单机系统）、系统名称、回滚方案、变更内容、版本号、更新文件名、更新日期、回滚计划、发布配置（版本号、更新文件名、配置项变更说明、数据库变更)等。

(3)发布测试

由发布主管或变更负责人完成,发布前的确认测试在真库环境中进行,需根据变更项进行逐项确认(以真库数据安全为前提,考虑测试可行性),并记录发现的问题。若发布测试通过,生成测试通过的测试记录,并记录测试人员的账号和时间。此环节经发布主管确认后方可进入下一环节,不可将其与其他环节的先后顺序颠倒。

(4)培训

①内部培训。该环节需发布主管向变更负责人提供该次发布涉及的变更内容,由变更负责人对服务台和巡检人员进行培训。培训中需特别指出须告知用户的变更内容,并进行操作演示。变更中涉及告知项目时必须出现此环节的确认。

②外部培训。若在发布计划中指明需要外部培训,则必须出现此步骤的确认。培训方式分为告知、小规模培训和大规模培训。若培训方式为告知,则发布人员需按照内部培训时的告知内容对用户进行告知;若培训方式为后两者,则发布主管需联系相关科室负责人提前做好培训安排和计划。

(5)发布执行

由发布主管从测试组获得最新更新包,记录真库中当前使用程序的版本号,随后开启自动更新机制。

(6)发布巡检

由发布主管提供巡检表,巡检人员需根据巡检表上的信息和要求完成发布巡检,巡检结束后由巡检人员填写巡检记录。巡检配置信息在系统中可自动生成,巡检人员只需勾选所巡客户端 IP 即可完成巡检记录的填写。

(7)发布验收

根据变更内容,发布主管需与变更主管沟通确定需要发布确认的变更项目,查看变更申请报告,填写系统验收报告单。无需验收的变更条目,则无需填写该报告单。

对于有系统验收报告单的发布任务,需要视具体情况在发布前或发布后(系统正常运行)前往申请科室进行系统验收报告单的签字确认,由申请人员或申请科室主管签字确认皆可。一般由发布主管或巡检人员完成此确认。对于没有系统验收报告单的发布任务,可忽略此环节。

(8)配置更新

每次发布完成后,发布主管需将此次发布涉及的配置项变动提交给配置主管，进行配置库信息的更新（包括程序版本、文件名、客户端配置等信息的更新）。

（9）发布回滚

发布回滚计划定义了在发布出现问题的情况下恢复服务所需进行的活动。若程序在发布之后出现问题，发布主管需视实际情况确定是否需要回滚。如需回滚，则立即向主任汇报情况。得到主任确认后，发布主管应参考发布计划中的回滚计划执行，并记录回滚信息（包括回滚原因、问题发现部门、回滚执行时间等）。

7.2.4　发布管理中可能产生的问题

（1）发布试用不到位

发布试用过程中，由于与试用科室沟通不及时，导致未能及时获取到试用中暴露的程序问题，造成程序发布后无法正常使用。为了防止该情况的发生，需要发布负责人做好程序试用记录，对试用情况进行实时监控。

（2）发布人力占用过多

为确保程序更新的完整性和及时性，发布巡检工作占用了大量人力和时间。为解决该问题，需要在发布管理中引用较好的软件工具，以取代人工巡检方式。

（3）发布巡检不完全

发布过程中巡检不完全的情况时有发生，造成了程序在用版本不统一等问题。为解决该问题，需要从两方面考虑：一是完善软件配置库，以便在发布巡检前，为巡检人员提供完整的客户端信息；二是在发布管理中引用较好的软件工具，以便及时发现更新不完全的客户端。

（4）回滚计划不周全

由于制订回滚计划的负责人对程序当前使用情况了解不全面，导致回滚计划制订不得当或不周全，如未考虑同一程序在不同科室的特异性，未对程序旧有版本进行登记和备份等情况。

（5）忽视发布管理

未经批准的版本可能会被发放的科室使用，从而对服务产生负面影响，即使是紧急修复的发布，也应服从发布管理流程。

第8章 文档管理

8.1 主机和存储设备文档

(1)设备情况说明

设备情况说明主要是对主机和存储设备硬件型号、数量、功率及BIOS版本、HBA卡、RAID卡进行详细说明。

(2)操作手册和维护手册

提供主机和存储操作手册和日常维护手册,主要包括维护操作过程中采用的方式方法以及相应的指标参数。

(3)逻辑关系图

主机和存储设备之间关系图或简易拓扑图用于明确各设备之间依存关系。

(4)网口对应表

网口对应表描述该主机每个网卡对端连接情况、各网卡IP地址使用及路由信息。

(5)内网与外网对应表

内网与外网对应表对内网IP对应互联网IP以及启用相应端口进行说明。

(6)跳线对照表

记录设备每个网卡接口对应端使用情况以及在跳线上做好标签标示工作。

(7)设备标签说明

按照标签使用规范,明确定义设备标签名,并对应做好标签标示工作。

(8)常见问题集

常见问题集对主机和存储设备运行过程中出现的常见问题提供解决方法或技术支持。

(9)维护联系方式

维护联系方式包括主机和存储设备维护单位及相应维护人员联系方式以

及设备维护相应等级及时间。

(10)光纤连接图及对照表

光纤连接图及对照表用于记录主机和存储设备每个网卡接口对应端使用情况以及在光纤上做好标签标示工作。

(11)应急策略或方案

应有对应应急策略或方案,以应对主机和存储设备突发故障。

8.2　网络布线和网络设备文档

(1)配置手册

配置手册用于翔实记录该设备运行工作的配置命令,并简要对相应设置进行描述。

(2)端口对应表

端口对应表用于翔实描述出该设备每个接口对应上联或下联设备使用端口情况。

(3)跳线表

跳线表用于记录理线架每个接口对应端使用情况以及在跳线上做好标签标示工作。

(4)逻辑关系图

设备之间关系图或简易拓扑图用于明确各设备之间依存关系。

(5)IP 地址表

IP 地址表体现设备各接口对应的 IP 地址、用途、连接情况说明,便于日常维护使用。

(6)VLAN 表

VLAN 表对设备 VLAN 使用情况进行说明,主要包括 VLAN ID、VLAN 名以及 VLAN 对应端口。

(7)设备情况说明

对设备硬件及软件版本进行说明。

(8)设备标签说明

按照标签使用规范,明确定义设备标签名,并对应做好标签标示工作。

(9)应急策略或方案

应有应急策略或方案,以应对设备突发故障。

(10)常见问题集

对设备运行过程中出现的常见问题提供解决方法或技术支持。

(11)维护联系方式

维护联系方式包括设备维护单位及相应维护人员联系方式以及设备维护相应等级及时间。

8.3 网络性能参数配置文档

网络性能是对一系列对于运营商有意义的,并可用于系统设计、配置、操作和维护的参数进行测量所得到的结果。对网络性能的评价与度量,常用以下参数。

(1)IP 包传输延迟(Packet Transfer Delay,IPTD)

IP 包传输延迟的定义是 IP 包穿越一个或多个网段所经历的时间。延迟由固定延迟和可变延迟两部分组成。固定延迟基本不变,由传播延迟和传输延迟构成;可变延迟由中间路由器处理延迟和排队等待延迟两部分构成。对于单向延迟测量,要求时钟严格同步。这在实际的测量中很难做到,许多测量方案都采用往返延迟,以避开时钟同步问题。

往返延迟的测量方法是:入口路由器将测量包打上时戳后,发送到出口路由器。出口路由器接收到测量包便打上时戳,随后立即使该数据包原路返回。入口路由器接收到返回的数据包之后,就可以评估路径的端到端时延。

(2)IP 包时延变化(IP Packet Delay Variation,IPDV) 两点间 IP 包时延变化有以下三种定义:

①原定义:端到端两点间 IP 包时延变化(v_k)是 IP 包 K 通过源节点 SRC(MP1)和目的节点 DST(MP2)的实际时延(x_k)与通过相同节点间定义的参考 IP 包传送时延($d_{1,2}$)的差,即 $v_k = x_k - d_{1,2}$。

②替代定义 1:在一段较短的测量时间间隔内,最大 IPTD 与最小 IPTD 的差值,即 $IPDV = IPTD_{max} - IPTD_{min}$

③替代定义 2:$IPDV = IPTD_{upper} - IPTD_{min}$

其中:$IPTD_{upper}$ 是评估间隔内 IPTD 的 1－10－3 百分位值;$IPTD_{min}$ 是评估间隔内 IPTD 的最小值 。

IP 包时延变化参数非常重要。在数据包传送应用中,利用 IP 包时延变化范围的信息可以避免出现节点缓冲的溢出和读空;IP 包时延变化会引起 TCP 层重传定时器门限的增高,也可能引起数据包重传的时延或造成没有必要的数据包重传。

(3)IP 包误差率(IP Packet Error Rate,IPER)

IP 包误差率是错误 IP 包传送结果与成功 IP 包传送加错误 IP 包传送结果之和的比值。

(4)IP 包丢失率(IP Packet Lass Rate,IPLR)

IP 包丢失率是丢失的 IP 包传送结果与所有 IP 包的比值。

(5)虚假 IP 包率(Spurious IP Packet Rate,SIP)

一个出口节点的虚假 IP 包率指在一个特定时间间隔内在该节点上观测到的虚假 IP 包数量除以该时间间隔。

(6)流量参数(Flow Related Parameters)

流量参数包括:

①IP 包吞吐量(IPPT)。出口节点的 IP 包吞吐量等于一个特定时间间隔内在该节点上观测到的所有成功 IP 包数量除以该时间间隔。

②基于字节的 IP 包吞吐量(IPOT)。出口节点的基于字节 IP 包吞吐量等于一个特定时间间隔内在该节点上观测到的成功 IP 包中所有字节数量除以该时间间隔。

8.4　系统软件文档

(1)版本说明

版本说明用于描述操作系统主版本号、小版本号及相应补丁情况。

(2)用户名及权限

用户名及权限用于描述当前系统用户名、权限及口令情况。

(3)最大用户数

最大用户数用于描述当前用户最大连接数。

(4)超级管理员名称及口令

超级管理员名称及口令用于描述超级管理员的用户名和口令。口令应符合相应安全等保标准。

(5)加固说明

加固说明用于描述对当前系统进行哪些系统加固工作,并简要说明作用。

(6)配置环境说明

配置环境说明用于描述当前系统环境配置情况,并对配置进行作用说明。

(7)启用服务表

启用服务表用于描述当前系统启用哪些服务,并对服务进行简单说明。

(8)基础软件说明

基础软件说明用于描述当前系统安装哪些软件,并对软件进行作用说明。

8.5 应用软件文档

(1)版本管理配置

建立和描述版本管理配置使用情况,并定期对版本进行控制说明。

(2)可执行文件(副本)

提供可执行文件(副本),并遇更新后做相应更新工作。

(3)变量名说明

提供相应定义时加入注释说明。

(4)程序段说明

提供相应程序段注释说明

(5)操作手册和维护手册

提供应用软件操作手册和维护手册,主要包括维护操作过程中采用的方式方法以及相应的指标参数。

(6)维护联系方式

应用程序维护单位及相应维护人员联系方式以及设备维护相应等级及时间。

第 9 章　环 境 管 理

9.1　机房空间的使用

机房是多功能、多专业的系统工程，除了电子计算机系统的各类设备外，还有各类环境保障设备。只有合理地规划设备布局，才能充分发挥各子系统的功能，便于今后的扩充，方便运行维护人员的管理以及节省投资。机房空间使用时，建议考虑以下原则：

（1）主机、存储设备、服务器机柜宜分区布置。主机、存储设备、服务器机柜及 UPS、空调机等设备应按产品要求留出检修空间，允许相邻设备的维修间距部分重叠。

（2）设备之间的过道净宽不应小于 1.2m。

（3）合理规划分阶段进入机房的设备，并预留扩充设备的相对位置，既要符合计算机系统的工艺流程，又要方便今后扩充设备的进场就位及线缆的连接。

（4）服务器机柜侧面可无间距排列，以便于强、弱电线（缆）的敷设。每排机柜之间的距离最好符合地板模数，以避免机柜前后出现小于 300mm 的补边地板。

（5）放置发热量较大的服务器机柜时，其机柜前面的净距离不应小于2.1m，以免热密度太高，从而影响设备的散热。

（6）设备较多的服务器机房建议采用列头柜的方式，使综合布线线缆汇集到列头柜而不是核心柜，从而节省双绞线与光纤。同时，便于使用二级网络交换设备，也便于安装使用服务于某列机柜的 KVM 系统。

（7）新风机的安装位置应保证新风是取自室外新鲜、清洁的空气，新风入口应不影响大楼外观，进风口下缘距室外地坪不宜小于 2m。当新风入口设在绿化地带时，进风口下缘距地不宜小于 1m，以减少尘埃污染，延缓空气过滤器的清洗时间，延长空气过滤器的寿命。

（8）机房精密空调机在有效的送风距离内，送风方向应与设备排列方向一致。采用地板下送风方式时，空调机送风方向应与地板下强、弱电线槽顺向布置的方向一致,以减少空调系统的阻力,充分发挥空调系统效率。

(9)排风机安装位置应保证其排风口高于新风入口,并避免送风、排风短路。

(10)新风管道的送风口位置应使新风与空调机回风充分混合。

(11)配电柜布置宜靠近末端负载,以减少线缆,方便维护管理。

(12)应保证疏散通道畅通。

(13)鉴于市场上主流服务器及服务器机柜的散热方式大多数为前后向通风方式,因此前后向通风的服务器机柜宜采用面对面、背靠背的布置方式。在机柜正面布置地板送风口,使气流形成冷热通道,以减少前排机柜排出的热气流对后排机柜的影响,充分发挥空调系统的效能。

9.2 空　　调

9.2.1 空调利用率

(1)采用高效精密空调

从机房空调演变过程可以知道,机房空调的效率一直在提高。如机房空调的压缩机从半封活塞到全封闭活塞式,再到全封闭涡旋式,能效比增强25%左右,所以目前采用的全封闭涡旋式压缩机比 20 世纪 80 年代初期的空调设备要节能 25%。另外,在空调的室内送风系统中,风机电机直联比风机皮带传动节能,而涡旋直联风机又比前两者更节能,如涡旋风机比皮带传动要节能 20%以上。因此,为了节能,优先选用高效压缩机和风机。若在用空调为高耗能老型号设备,建议予以淘汰。

(2)机房温湿度设定值节能控制

机房空调的设定温度一般建议为 21~25℃,湿度在 50%。近期国外有报道称,随着服务器的功能的提升,机房环境温度可以为 28℃。通过部分机房现场测试发现:机房空调设置温度每调高 1℃,可以节能 5%~12%。比较合理的做法是在夏季将温度设定偏高些,冬季设定偏低些。合理确定温度、湿度值和新风量,既能降低运营成本,又能延长空调设备的使用寿命。

(3)更换制冷剂

目前,机房空调使用的制冷剂为氟利昂 R22,依据蒙特利尔协定将于2030 年停止使用。近年来,市场上替换品以亚共沸制冷剂为多,如 407C、418A、410A(需重新制作系统)等,环保的同时也有一定的节能效果。更换新型制冷剂后，一方面达到了对臭氧层的环保要求，另一方面在合理调整空调运行情况后，新型制冷剂可适当降低空调压缩机运行电流。

(4)添加耐磨剂

耐磨剂是一种超润滑油，可以较好地改善压缩机运行情况下的润滑情况，减少气缸和活塞的摩擦系数，尤其是在旧压缩机中，润滑条件的改善可以减少压缩机的运行电流，从而达到节能目的。部分添加剂还可以提高空调热交换效率(抑制管壁油膜的产生)。

(5)关闭备用空调

在空调能够满足机房要求的条件下，部分空调的压缩机就不再工作，而这些空调的风机仍然在继续工作，开启的风机在不停地输送空气气流，消耗能量，因此可以在满足机房负荷和气流循环量的情况下，关闭备用空调，节约风机工作的能量。一些机房空调厂家已经提供联机热备份和轮换功能，可以使用此项功能关闭备用空调。柜式空调可以采用人工方法关闭。

(6)机房空调压缩机采用变频技术

传统的机房专用空调，是依靠压缩机不断地“开、停”来调整室内温度的。这种方法就是对机房专用空调压缩机加装变频器，通过变频器来改变压缩机供电频率，调节压缩机转速。依靠控制压缩机转速，达到控制室温的目的，避免了压缩机频繁启停。

(7)新风节能系统

新风节能技术的基本方法是：在保证机房环境前提下，通过传感器实时地比较机房内温湿度及机房外的温湿度。当室外温湿度达到可利用标准时，新风机启动，引进室外新风到室内，降低空调负荷甚至停用空调，应用外界新风的冷量，达到节能、省电的效果。

(8)机房空调冷凝热回收利用

空调在制冷时要通过风冷冷凝器排出大量的热量，而且排气温度和冷凝温度之间存在的巨大过热度会消耗相当一部分冷凝器盘管面积，如果预先将该部分过热度去掉，将相对地增加冷凝面积，而不增加成本。可以在冷凝器之前增加热回收器制取生活热水，通过对机房空调的改造，将机组运行所排放的大量废热回收再次利用，转化为30～65℃的生活热水。

9.2.2　空调日常巡检

指定或外包给专业人员定期对机房空调、温湿度控制等设施进行维护管理和定期巡检工作。巡检内容主要包括以下几点：

(1)全面检修压缩机,包括压缩机高低压阀片、活塞环、密封垫片。

(2)清洗压缩机内部,检查油位状况,判断是否有漏油现象,加注或更换润滑油。

(3)测量压缩机电机绕组对地的绝缘电阻,检查绕组过温保护;检测压缩机电流,紧固接线螺钉。

(4)校正压缩机高低压传感器的工作参数。

(5)检查压缩机运转声和机身温度(运转中)是否正常,测量吸排气压力等。

(6)校验主风机电机绕阻阻值及绝缘性能。

(7)检查主风机轴承。

(8)检查风机皮带,重新调整皮带轮。

(9)检修电气部分,包括熔丝(或空气开关)、接触器、过流保护等。

(10)测量风机绕组,测量风机电流,检查风扇是否坚固,检查轴承和风扇。

(11)用专用翅片清洗剂全面清洗冷凝器翅片。

(12)调整及维修控制板及各种调速开关、压力开关、温度开关等。

(13)用专用清洗剂清洁蒸发器翅片。

(14)清理冷凝水泄水管路及脱水盘。

(15)检查系统是否有泄漏。

(16)测量制冷管路压力,更换破损的保温套,加注或排放部分制冷剂。

(17)测量电磁阀的灵敏度度及线圈。

(18)调节膨胀阀、散流器的开启度。

(19)更换干燥过滤器及有故障的液镜。

(20)检查管路及支架,定期做好相应加固工作。

(21)清洗所有电路板和电气连接点,重新紧固电气接线,更换老化线路。

(22)观察所有电器元件外观和动作情况,并清洁触点。

(23)校验运行状态显示。

(24)检查风机及压缩机的继电器开关。

(25)校验电脑板控制信号,紧固板上插接口,对有问题的控制板进行维修。

(26)检修电气部分,包括熔丝(或空气开关)、接触器、过流保护等。

(27)检查加湿灯管。

(28)清洗加湿器管道、疏通机内给、排水管路。

(29)用除垢液清洗加湿托水盘,清洁或更换加湿罐。

9.3 供　　电

9.3.1 市电定期巡查

指定具有强电资质工程师每天定期巡查供配电系统设备(包括高、低压室、变压器室,发电机房),并将设备运行参数记录在供配电系统运行记录表上。如发现供配电负荷有显著变化或其他设备异常,应马上查找原因,并通知主管工程师安排处理。在用电高峰或潮湿天气期间,应每班两次关灯检查接头是否有过流放电现象,发现异常马上处理。未经主管工程师同意,不得私自更改设备线路和运行设置。特殊情况下,须经主管工程师批准并做好记录。高压工具应每年送供电局年检,年检合格标志贴在工具表面上。与供电系统有关的钥匙集中放置在钥匙箱中,交接班时清点数量,发现缺失,应立即追究。外借钥匙应做好登记,并按时收回。

9.3.2 UPS 定期巡查

指定专业人员对 UPS 电源系统进行定期巡检,每次应检测 UPS 的运行状态,并记录有关数据信息,建立 UPS 运行维护档案,并进行例行保养和维护。巡检内容如下:

(1)进行 UPS 电源系统内、外部的清洁和除尘。

(2)进行 UPS 电源系统在市电和电池状态下的工作检测,并进行逆变转换试验。

(3)进行主机各工作点和控制点的数据检测和调整。

(4)对 UPS 使用环境,包括放置位置、温度、湿度、输入电压、输出电压、零地电压、接地、配线布线等状态进行检测。

(5)进行 UPS 电源系统功率器件的老化试验。

(6)进行电池总电压及端电压的在线或离线检测。

(7)进行电池的内阻、电导测试。

(8)进行电池的充放电试验。

(9)建立 UPS 电源系统档案,提供综合报告和更换、更新、重组方案。

9.3.3 机房供电线路使用原则

为保证服务器、网络设备及辅助设备安全稳定地运行,机房供电系统必须遵守以下供电使用原则：

(1)必须建立不间断供电系统。B级机房市电停电时，不间断电源系统主机电源实际输出功率宜大于1.5倍的后端负载，满负荷运转时间不得小于120min。

(2)信息系统设备供电系统必须与动力、照明系统分开。B级机房供电系统要求：频率，50Hz；电压，380V/220V；相数，三相五线或三相四线制/单相三线制；稳态电压偏移范围，220×(1±10%)V；稳态频率偏移范围，50(1±0.5%)Hz。

(3)机房UPS电源要采用独立双回路供电，输入电流应符合UPS输入端电流要求；将市电不稳定性对机房产生的影响降低到最低；静电地板下的供电线路置于管内，分支到各用电区域，向各个用电插座分配电力，防止外界电磁干扰系统设备。线路上要有标贴表明去向及功能，保证运行维护方便和操作灵活。

(4)机房内各个系统都要有独自的接地要求，按功能分有交流工作地、安全保护地、静电地、屏蔽地、直流地、防雷地等。

(5)必须安装室外独立接地体；直流地，防静电地采用独立接地；交流工作地、安全保护地采用电力系统接地；不得共用接地线缆，所有机柜必须接地(B级机房系统交流工作地的接地电阻不应大于4Ω；安全保护地的接地电阻不应大于4Ω；防雷保护地的接地电阻不应大于4Ω；直流地、防静电地接地电阻不应大于1Ω；实际接地要求按照计算机设备具体要求确定)。

(6)所有由室外直接接入机房金属信息线缆，必须作防浪涌处理；铠装光纤金属保护层进行可靠接地；所有弱电线缆不裸露于外部环境；弱电桥架使用扁铜软线带跨接，进行可靠接地；机房电源系统至少作二极防浪涌处理；重要负载末端作防浪涌处理。

(7)机房内活动地板下部的低压配电线路应采用铜芯屏蔽导线或铜芯屏蔽电缆。机房内的电源线、信号线和通信线应分别铺设，不能共走同一线槽。UPS电源配电箱(柜)引出的配电线路，穿镀锌钢管，沿机房活动地板下敷设至各排机柜，使用插座或工业连接器为各个机柜供电。

(8)信号线缆在活动地板下从机柜、配线架至各设备，应采用金属线槽沿设备周围或主机房从设备背面的活动地板穿线孔引入的设备(注意不得与电源线路共用活动地板穿线孔且间距大于0.1m)，信号线缆避免沿机房墙边敷设，以防与强电线管交叉。弱电布线槽道应与强电槽道分开，并行间距应不小于300mm，线槽接头应可靠连接并良好接地。活动地板下部的电源线应尽可能地远离计算机信号线，并避免并排敷设。当不能避免时，应采取相应的屏蔽措施。

9.3.4　电源插座使用原则

为保障机柜内的IT设备，建议电源插座使用PDU(电源分配单元)。其优点主要是：设计安排更合理，品质和标准更严格；安全无故障工作时间长；对各类漏电、过电过载的保护得更好；频繁插拔不易损坏；热升温小，安装灵活方便；杜绝了普通电源排插因接触不良、负荷小而造成的频繁断电、烧毁、火灾等安全隐患。

第 10 章　设 备 管 理

10.1　信息系统设备管理

(1)应对信息系统相关的各种设备、线路等指定专人或专门的部门定期进行维护管理。

(2)应对信息系统的各种软硬件设备的选型、采购、发放或领用等过程建立基于申报、审批和专人负责的管理规定。

(3)应对终端计算机、工作站、便携机、系统和网络等设备的操作和使用进行规范化管理。

(4)应对带离机房或办公地点的信息处理设备进行控制。

(5)应按操作规程实现服务器的启动/停止、加电/断电等操作,加强对服务器操作的日志文件管理和监控管理,并对其定期进行检查。

(6)应建立配套设施、软硬件维护方面的管理制度,对其维护进行有效的管理,包括明确维护人员的责任、涉外维修和服务的审批、维修过程的监督控制等。

(7)应在安全管理机构统一安全策略下对服务器进行系统配置和服务设定,并实施配置管理。

10.2　介 质 管 理

(1)建立介质安全管理制度,对介质的存放环境、使用、维护和销毁等方面作出规定,并设置和安排相应岗位和人员。

(2)建立介质的归档和查询记录,并对存档介质的目录清单定期盘点。

(3)对于需要送出维修或销毁的介质,应首先清除介质中的敏感数据,防止信息的非法泄漏。

(4)应根据数据备份的需要,对某些介质实行异地存储。存储地的环境要求和管理方法应与本地相同。

(5)应根据所承载数据和软件的重要程度,对介质进行分类和标识管理,并实行存储环境专人管理。

（6）应对介质的物理传输过程中人员选择、打包、交付等情况进行控制。

（7）应对存储介质的使用过程、送出维修以及销毁进行严格的管理。对于保密性较高的信息存储介质，未经批准不得自行销毁。

（8）必要时应对重要介质的数据和软件采取加密存储，对带出工作环境的存储介质进行内容加密和监控管理。

（9）应对存放在介质库中的介质定期进行完整性和可用性检查，确认其数据或软件没有出现损坏或丢失。

第 11 章　信息系统安全管理

11.1　信息系统安全运行维护模块

医疗卫生行业信息化项目建设流程中，在进行系统体系设计及项目建设之后会进入系统运行维护阶段，以保证和巩固系统建设的成果。

信息系统运行维护与运行维护管理密不可分，从信息系统等级保护要求来看，应根据建立的运行维护管理体系对信息系统进行实时的维护管理，针对医疗卫生行业信息系统软、硬件实施全面的安全运行维护。具有条件的单位可以采用自行运行维护的方式，如在运行维护阶段考虑技术水平、人员规模、运行维护经验的限制，采用运行维护服务外包的形式。无论采用哪种运行维护形式，针对于整个系统相关范围的不同安全等级及实际应用，所需要的安全运行维护服务模块如下：

①安全扫描，人工检查。

②安全加固，日志分析。

③补丁管理，安全监控。

④安全动态，应急响应。

(1)安全扫描

通过按照计算机信息系统安全的国家标准、相关行业标准设计、编写、制造的安全扫描工具(工具可自行采购，如漏洞扫描系统)分析并指出有关网络的安全漏洞及被测系统的薄弱环节，得到详细的检测报告，通过安全扫描工具针对检测到的网络安全隐患给出相应的修补措施和安全建议。

安全扫描的目的是提高内部网络安全防护性能和抗破坏能力，检测评估已运行网络的安全性能，为网络系统管理员提供实时安全的建议。安全扫描作为一种积极主动的安全防护技术，提供了对内部攻击、外部攻击和误操作的实时保护，在网络系统受到危害前可以提供安全防护解决方案。

安全扫描是一种快速有效的安全评估手段，可以发觉系统可能存在的部分安全问题，根据目前安全行业漏洞发掘情况，对扫描系统漏洞库不断进行更新，使在扫描过程中，可以发现系统更多的安全问题。

在安全扫描过程中严格遵守以下原则：

①服务不能影响目标系统所承载的业务运行。

②服务不能严重影响目标系统的自身性能。

③选择在系统业务量最小、业务临时中断对外影响最小时操作。

(2)人工检查

人工检查是指安全专家(通过两种手段实现，即单位自有安全专家或外包给具有安全服务一级以上资质的安全服务商)登录主机、网络等设备根据检查列表对可能存在的安全漏洞进行逐项检查，并根据检查结果提供详细的漏洞描述和修补方案。人工检查作为人工实施的安全评估手段，可以弥补在防火墙策略等安全措施下，安全扫描无法发现系统内部存在的安全隐患。通过安全专家在主机、网络等设备上的实际操作，可以更深入地发现系统存在的问题及需要安全增强的脆弱点。

人工检查是信息系统脆弱性发掘的一种有效措施，可以发现系统内部账号策略、权限管理、日志审核、网络服务等诸多问题。对服务器及网络系统来说，人工检查是安全加固的必要步骤。

安全服务资质与其他资质不同，一级要比二级低，目前国内能获得到最高的是二级资质。该资质的证明是具有由中国运行维护管理产品测评认证中心颁发的《国家运行维护管理认证运行维护管理服务资质证书》。

(3)安全加固

现有的各类网络设备、主机系统、数据库系统、应用系统等的安全状况是动态变化的。对于安全问题的发现及安全加固优化配置等操作，都需要非常专业的安全技能，并进行周期性的安全评估、审计、加固等工作，才能够保障整体安全水平的持续提高。

安全加固服务主要是解决以下安全问题：

①安装、配置不符合安全需求。

②使用、维护不符合安全需求。

③系统完整性被破坏。

④被植入木马程序。

⑤账户、口令策略问题。

⑥安全漏洞没有及时修补。

⑦应用服务和应用程序滥用。

安全加固是根据专业安全评估结果，制订相应的系统加固方案，针对不同目标系统，通过打补丁、修改安全配置、增加安全机制等方法，合理进行安全性加强。

常见的安全加固服务手段有：

①基本安全配置检测和优化。

②密码系统安全检测和增强。

③账号、口令策略调整。

④系统后门检测。

⑤提供访问控制策略和工具。

⑥增强远程维护的安全性。

⑦文件系统完整性审计。

⑧增强的系统日志分析。

⑨系统升级与补丁安装。

⑩网络与服务加固。

⑪文件系统权限增强。

⑫内核安全参数调整。

(4)日志分析

根据安全要求，采取人工＋工具的分析分析方法，形成日志分析报告。将该报告结果与定期评估结果、定期策略分析结果一起进行综合分析，找到当前的系统及网络设备中存在的问题和隐患，并给运行和维护提供专业的增强建议。

日志分析服务遵循以下流程：

①日志服务器搭建。首先要建立日志服务器，将路由器、交换机通过 Syslog 协议，将 Windows 系统的日志通过 Eventlog 的方式集中转存到日志服务器上。

②分析日志。根据设备的具体情况，分析关键服务器、防火墙、路由器、交换机等设备的日志，采取人工加工具的审计分析方法对日志信息进行综合分析，找到当前的系统及网络设备中存在的隐患和被攻击痕迹。

③生成报告。根据以上评估，生成具体的日志分析报告，并对报告中的各项问题，提供修补建议，使发现的问题能尽早得到解决，避免引起更大范围的影响和损失。

(5)补丁管理

伴随着软件大小的不断增长，潜在的错误也不断增加。安全相关的错误通常是在大量用户使用，以及黑客或者软件测试者企图进行渗透时才会发现的。一旦BUG被发现,软件厂商通常会发布软件修正这个错误。这种软件一般称为补丁(Patch)、Hotfix或者Service Pack。

硬件厂商也会有补丁的发布,同样医疗卫生行业信息系统所在的网络中,路由器交换机也会存在错误。例如,2010年4月26日厂商发布了3Com H3C SR6600 SNMP远程拒绝服务补丁,以此来解决3Com H3C SR6600 SNMP处理存在一个未明错误。该问题可导致远程攻击者利用漏洞提交恶意请求使设备重新启动(参考CNVD国家运行维护管理漏洞共享平台资料)。在医疗卫生行业的网络硬件设备中如存在此问题,应立即修复,避免安全事故的再次发生。

与以往不同的是,只有对出现的漏洞及时做出反应,才能够有效地保护系统的有效性、保密性和完整性。几乎每天都会有厂商发布新的补丁,即使是有经验的系统管理员,也很难保证及时地使用所有最新的补丁修补系统。

有条件的单位可以设定专业的补丁、弱点处理小组负责医疗卫生系统补丁和弱点的收集和测试,也可以通过国内具有较高资质的服务机构提供专业的补丁管理服务或者购买补丁管理产品。

(6)安全监控

运行维护管理是一个动态的过程,操作系统、应用软件、中间件以及硬件平台的种类越来越多,技术越来越复杂,稍有不慎就会留下安全隐患和管理漏洞。依靠自身的IT资源,无论是在技术的先进性上,还是方案的严密性上,都越来越难以应对。在医疗卫生行业中,往往由于人手或技术力量的不足,无法自如地处理各种复杂的运行维护管理问题。针对这种情况,就需要持续对新的安全威胁、安全漏洞进行跟踪、分析和响应。

安全监控服务可采用外包的形式,它可以带来以下价值:

①解决烦琐的安全资产管理、维护、更新工作。

②用有限的资产管理人员去管理高速增长的资产数量。

③降低安全资产管理成本。

④保证安全管理的准确性、实时性。

(7)安全动态

对于网络管理人员,特别是复杂网络的管理人员,由于时间和工作关系,通常会遇到无法收集并分类相关的安全报告,使得网络中总或多或少地存在被忽视的安全漏洞。

医疗卫生行业可以通过业界专业的网络安全服务供应商,也可以通过一些知名的网站(如国家互联网应急中心 http://www.cert.org.cn),将最新的安全资讯通过最有效的方式进行传递和接收,其内容应包括:

①紧急安全事件通告。

②业界最新动态。

③国际、国内以及行业安全政策及法律法规。

④最新技术发展。

⑤各种信息系统的漏洞信息。

⑥安全产品评测信息等。

(8)应急响应

在运行维护系统过程中,技术人员由于时间和精力的问题,常常对于这些紧急事件缺乏有效的处理,这样往往会对系统正常运转造成重大影响。有条件的单位可以自行制订应急响应制度;以处理突发性问题;没有足够条件的单位,应采用服务外包的方式在安全威胁事件发生后迅速采取的措施和行动,以尽快恢复系统的保密性、完整性和可用性,阻止和降低安全威胁事件带来的严重性影响。

紧急响应以至少包括以下几个方面。

①入侵调查。当入侵事件正在发生或已经发生,应进行事件调查、保存证据、查找后门、追查来源等,同时提供事件处理报告以及后续的安全状况跟踪。

②主机、网络异常响应。当主机或者网络异常事件正在发生或已经发生,应进行事件调查、保存证据、查找问题的原因、追查来源等,同时保留事件处理报告以及后续的安全状况跟踪。

③其他紧急事件。只有出现了上述严重影响网络、主机正常运行的安全事件,才启用紧急响应服务,其他日常安全事件均属于日常安全事件处理服务范围。安全应急响应服务也可以预防未来的攻击,高效地进行攻击发生时和事后的调查及收取攻击证据等工作,为起诉罪犯提供法律依据。

在安全运行维护阶段,信息系统因需求变化等原因导致局部调整,而系统的安全保护等级并未改变,应从安全运行与维护阶段进入体系建设阶段,重新设计、调整和实施安全措施,确保满足等级保护的要求。但信息系统发生重大变更导致系统安全保护等级变化时,应从安全运行维护阶段进入信息系统评估定级阶段,重新开始一轮运行维护管理等级保护的实施过程。

11.2　安全检查(以信息安全等级保护第二级系统举例)

11.2.1　物理安全

在等级保护测评过程中,物理安全测评将通过访谈、文档审查和实地察看的方式测评信息系统的物理安全保障情况,主要涉及对象为机房。在内容上,物理安全层面测评实施过程涉及10个测评单元,医疗卫生行业在测评前应首先进行自我测评,具体见表11-1。

物理安全检查项　　表11-1

序号	检查项目	检查内容描述
1	物理位置的选择(G2)	主要检查机房所在的物理场所,在位置上是否具有防振、防风和防雨等多方面的安全防范能力
2	物理访问控制(G2)	1.检查机房出入口是否安排了专人值守,控制、鉴别和记录进入的人员; 2.检查部署了哪些控制人员进出机房的保护措施(如指纹识别等); 3.检查是否有此流程:需进入机房的来访人员应经过申请和审批流程,并限制和监控其活动范围,对进出人员采用陪同或监控设备进行限制和监控
3	防盗窃和防破坏(G2)	1.检查采取了哪些防止设备、介质等丢失的保护措施; 2.检查是否将主要设备都放置在了机房内,关键设备放置位置是否做到安全可控,检查是否将设备或主要部件进行固定,并设置明显的不易除去的标记; 3.检查是否将通信线缆铺设在隐蔽处,如铺设在地下或管道中; 4.检查是否对介质分类进行标识,存储在介质库或档案室中; 5.检查是否在主机房安装了必要的防盗报警设施,检查是否制订防盗窃防破坏相关管理制度
4	防雷击(G2)	1.检查并清楚机房建筑是否设置了避雷装置以及设置在什么位置; 2.检查机房是否设置了交流电源地线
5	防火(G2)	1.检查机房是否设置了灭火设备和火灾自动报警系统,灭火设备摆放位置是否合理,其有效期是否合格; 2.检查机房火灾自动报警系统是否正常工作,查看是否有运行记录、报警记录、定期检查和维修记录
6	防水和防潮(G2)	1.检查水管的安装情况,按照要求不得穿过机房屋顶和活动地板下; 2.检查是否采取了相应的措施用于防止雨水通过机房窗户、屋顶和墙壁渗透; 3.检查是否采取了措施防止机房内水蒸气结露和地下积水的转移与渗透,检查是否有记录

续上表

序号	检查项目	检查内容描述
7	防静电(G2)	1. 检查是否采取必要的防静电措施，机房是否存在静电问题或因静电引发的安全事件； 2. 检查关键设备是否有安全接地，查看机房是否不存在明显的静电现象
8	温湿度控制(G2)	1. 检查是否配备了温湿度自动调节设施，保证温湿度能够满足计算机设备运行的要求，是否在机房管理制度中规定了温湿度控制的要求，是否有人负责此项工作，是否定期检查和维护机房的温湿度自动调节设施，是否没有出现过温湿度影响系统运行的事件； 2. 检查温湿度自动调节设施是否能够正常运行，查看是否有温湿度记录、运行记录和维护记录；查看机房温湿度是否满足计算站场地的技术条件要求
9	电力供应(A2)	1. 检查在机房供电线路上是否配置有稳压器和过电压防护设备； 2. 检查是否具有可以提供短期的备用电力供应的措施(如 UPS)，至少满足主要设备在断电情况下的正常运行要求
	电力供应(A1)	检查在机房供电线路上是否配置稳压器和过电压防护设备
10	电磁防护(S2)	检查电源线和通信线缆隔离铺设情况，是否已经隔离，从而避免了互相干扰

11.2.2 网络安全

网络安全测评将通过访谈、配置检查和工具测试的方式测评信息系统的网络安全保障情况，主要涉及对象为网络互联设备、网络安全设备和网络拓扑结构三大类。在内容上，网络安全层面测评实施过程涉及六个测评单元，医疗卫生行业在测评前应首先进行自我测评，具体见表 11-2。

11.2.3 主机安全

主机系统安全测评将通过访谈、配置检查和工具测试的方式测评信息系统的主机安全保障情况。重点测评的操作系统包括各外网对外网站服务器、应用服务器和数据库服务器等的操作系统。在内容上，主机系统安全层面测评实施过程涉及 6 个测评单元，医疗卫生行业在测评前应首先进行自我测评，具体见表 11-3。

网络安全检查项　　表 11-2

序号	要求类别	基本要求
1	结构安全于网段划分(G2)	1. 检查关键网络设备的业务处理能力具备冗余空间,满足业务高峰期需要(可以以网络设计或验收文档作为说明)。根据高峰业务流量、关键设备选择高端设备、核心交换设备和接入设备;带宽能够支撑业务高峰的数据量,并采用双机冗余配置方式,同时测试系统访问路径和网络带宽分配情况与原则等。 2. 检查是否绘制了与当前运行情况相符的详细网络拓扑结构图。 3. 检查是否根据各部门的工作职能、重要性和所涉及信息的重要程度等因素,划分了不同的子网、VLAN、安全域或网段,并按照方便管理和控制的原则为各子网、网段分配地址段
2	访问控制(G2)	1. 检查是否在网络边界部署了访问控制设备(如防火墙等隔离设备),并启用访问控制功能(对隔离设备以及网络设备等制订相应的 ACL 策略); 2. 检查是否在隔离设备以及网络设备上采用了以下方式:根据会话状态信息,为数据流提供明确的允许/拒绝访问的能力,控制粒度为网段级; 3. 检查是否按用户和系统之间的允许访问规则,决定允许或拒绝用户对受控系统进行资源访问,控制粒度为单个用户; 4. 检查是否具有拨号访问,如具有,则检查对拨号访问权限的用户数量是否进行了限制
3	安全审计(G2)	1. 检查边界或关键网络设备是否开启了审计功能,并且采取了手段对网络系统中的网络设备运行状况、网络流量、用户行为等进行了日志记录,如集中管理方式下采用何种方式进行控制收集(如采用了网管软件或者安全管理软件); 2. 检查是否包括事件的日期和时间、用户、事件类型、事件是否成功及其他与审计相关的信息的审计记录,通过何种方式实现(如部署了网络安全审计系统,该产品记录了用户网络行为、网络设备运行状况、网络流量等,审计记录包括事件的日期和时间、用户、事件类型、事件是否成功及其他与审计相关的信息也可以)
4	边界完整性检查(S2)无 S1 级别要求	检查是否能够对内部网络中出现的内部用户未通过准许私自联到外部网络的行为进行检查,采用何种方式有效发现"非法外联"的行为(如部署了终端安全管理系统,启用了非法外联监控以及安全准入功能进行边界完整性检查与控制功能)
5	入侵防范(G2)	1. 检查在网络边界处是否能够监视入侵攻击行为:端口扫描、强力攻击、木马后门攻击、拒绝服务攻击、缓冲区溢出攻击、IP 碎片攻击和网络蠕虫攻击等,采用了何种方式或产品(如部署入侵检测系统进行入侵行为进行检测); 2. 如具备网络入侵防范设备,查看其规则库是否为最新,并且测试网络入侵防范设备,验证其检测策略是否有效

续上表

序号	要求类别	基本要求
6	网络设备防护(G2)	1. 检查是否对登录网络设备的用户进行了身份鉴别,包括登录地址、标识符、口令的复杂度(3种以上字符、长度不少于8位)、失败处理,传输加密等方面; 2. 检查是否对网络设备的管理员登录地址进行限制; 3. 检查网络设备用户的标识是否唯一; 4. 检查身份鉴别信息是否具有不易被冒用的特点,口令是否满足复杂度要求并定期更换; 5. 检查是否具有登录失败处理功能,如采取了结束会话、限制非法登录次数和当网络登录连接超时自动退出等措施; 6. 检查是否对网络设备进行远程管理时,采取了必要措施防止鉴别信息在网络传输过程中被窃听; 7. 对边界和关键网络设备进行渗透测试,通过使用各种渗透测试技术对网络设备进行渗透测试,验证网络设备防护能力是否符合要求

主机安全检查项 表11-3

序号	要求类别	基本要求
1	身份鉴别(S2)	对各主机服务器和终端设备相应操作系统或数据库的身份鉴别情况进行配置检查,测评分析被测系统主机的身份鉴别能力,系统管理员和数据库管理员要清楚地了解以下检查内容: 1. 检查是否对登录操作系统和数据库系统的用户进行了身份标识和鉴别(对操作系统和数据库系统配置用户名/口令); 2. 检查操作系统和数据库系统管理用户身份标识是否具有不易被冒用的特点,口令是否有复杂度(采用3种以上字符、长度不少于8位的口令)并定期更换; 3. 检查是否启用了登录失败处理功能,可采取结束会话、限制非法登录次数和自动退出等措施; 4. 检查当对服务器进行远程管理时,是否采取了必要措施(如采用传输加密的方式,包括SSL加密等),防止鉴别信息在网络传输过程中被窃听; 5. 检查是否做到了为操作系统和数据库系统的不同用户分配不同的用户名,确保用户名具有唯一性
	身份鉴别(S1)	检查是否对登录操作系统和数据库系统的用户进行了身份标识和鉴别(配置了用户名/口令)
2	访问控制(S2)	检查各主机服务器和终端设备相应操作系统或数据库的访问控制设置情况,包括安全策略覆盖、控制粒度以及权限设置情况等,测评分析被测系统主机的访问控制能力

续上表

序号	要求类别	基本要求
2	访问控制 (S2)	1. 检查是否启用了访问控制功能，依据安全策略控制用户对资源的访问（如主机访问控制功能启用、特权用户权限分离、默认账号和口令的修改，无用账号的清除等）； 2. 检查是否通过安全加固实现了操作系统和数据库系统特权用户的权限分离； 3. 检查是否通过安全加固限制了默认账户的访问权限，重命名了系统默认账户，并修改这些账户的默认口令，保证账号、口令等符合安全策略； 4. 检查是否做到及时删除多余、过期的账户，避免共享账户的存在； 5. 检查关键服务器操作系统的安全策略，查看是否对重要文件的访问权限进行了限制，对系统不需要的服务、共享路径等进行了禁用或删除
	访问控制 (S1)	1. 检查是否启用了访问控制功能，依据安全策略控制用户对资源的访问（主机访问控制功能启用、默认账号和口令的修改，无用账号的清除等）； 2. 检查是否通过安全加固限制了默认账户的访问权限，重命名系统默认账户，修改这些账户的默认口令，保证账号、口令等符合安全策略； 3. 检查是否做到及时删除多余、过期的账户，避免共享账户的存在
3	安全审计 (G2)	1. 询问安全审计员，检查是否采用了主机审计系统进行文件操作审计、外挂设备操作审计、非法外联审计、IP 地址更改审计、服务与进程审计等，并确认审计范围覆盖到了服务器上的每个操作系统用户和数据库用户； 2. 检查审计内容是否包括了重要用户行为、系统资源的异常使用和重要系统命令的使用等系统内重要的安全相关事件； 3. 检查审计记录是否包括事件的日期、时间、类型、主体标识、客体标识和结果等； 4. 检查是否具有措施保护审计记录，避免受到未预期的删除、修改或覆盖等
4	入侵防范 (G2)	1. 检查关键服务器操作系统中所安装的系统组件和应用程序是否都是必需的； 2. 检查是否具有措施（如部署了入侵检测系统，记录入侵行为并告警；根据基本要求通过安全加固措施加固了系统；在专门的服务器上部署了终端安全管理系统进行补丁及时分发）保证操作系统遵循最小安装的原则，仅安装需要的组件和应用程序，并通过设置升级服务器等方式保持系统补丁得到及时更新
5	恶意代码防范(G2)	1. 检查是否安装了防恶意代码软件，并可以做到及时更新防恶意代码软件版本和恶意代码库； 2. 检查防恶意代码软件的覆盖范围以及是否能够达到统一管理的目的

续上表

序号	要求类别	基本要求
6	资源控制 (A2) 无 A1 级别要求	1. 检查是否通过安全加固措施设定了终端接入方式、网络地址范围等条件限制终端登录； 2. 检查是否能够做到根据安全策略设置登录终端的操作超时锁定； 3. 检查是否具有限制单个用户对系统资源的最大或最小使用限度的方式

11.2.4 应用安全

应用安全测评将通过访谈、配置检查和工具测试的方式测评信息系统的应用安全保障情况，主要涉及对象为定级的系统、对外服务网站系统和远程客户服务系统。在内容上，应用安全层面测评实施过程涉及 7 个测评单元，医疗卫生行业在测评前应首先进行自我测评，具体见表 11-4。

应用安全检查项 表 11-4

序号	要求类别	基本要求
1	身份鉴别 (S2)	应用系统管理员检查业务应用系统的身份标识与鉴别功能设置和使用配置情况；检查业务应用系统对用户登录各种情况的处理，如登录失败处理、登录连接超时等。 1. 检查是否提供了专用的登录控制模块对登录用户进行身份标识和鉴别； 2. 检查是否具有用户身份标识唯一和鉴别信息复杂度检查功能，保证应用系统中不存在重复用户身份标识以及身份鉴别信息不易被冒用(保证系统用户名的唯一性)； 3. 检查是否具备登录失败处理功能，可采取结束会话、限制非法登录次数和自动退出等措施； 4. 检查是否启用了身份鉴别、用户身份标识唯一性检查、用户身份鉴别信息复杂度检查(根据基本要求配置用户名/口令，采用 3 种以上字符、长度不少于 8 位的口令)以及登录失败处理功能，并根据安全策略配置相关参数
	身份鉴别 (S1)	检查 HIS 系统的访问控制功能设置情况，如访问控制的策略、访问控制粒度、权限设置情况等。 1. 检查是否提供了专用的登录控制模块对登录用户进行身份标识和鉴别； 2. 检查是否提供登录失败处理功能，可采取结束会话、限制非法登录次数和自动退出等措施； 3. 检查是否启用了身份鉴别和登录失败处理功能，并根据安全策略配置相关参数

续上表

序号	要求类别	基 本 要 求
2	访问控制 (S2)	1. 检查是否提供了访问控制功能，依据安全策略控制用户对文件、数据库表等客体的访问； 2. 检查访问控制的覆盖范围应包括与资源访问相关的主体、客体及它们之间的操作； 3. 检查由授权主体配置访问控制策略（权限定义、默认账号的权限管理、控制粒度的确定等），并通过安全加固严格限制了默认账户的访问权限（制订严格用户权限策略，保证账号、口令等符合安全策略）； 4. 检查是否具备授予不同账户完成各自承担任务所需的最小权限，并在它们之间形成相互制约的关系； 5. 通过防火墙制订符合基本要求的 ACL 策略
	访问控制 (S1)	1. 检查是否提供了访问控制功能，依据安全策略控制用户对文件、数据库表等客体的访问； 2. 检查由授权主体配置访问控制策略（权限定义、默认账号的权限管理、控制粒度的确定等），并通过安全加固严格限制了默认账户的访问权限（制订严格用户权限策略，保证账号、口令等符合安全策略）
3	安全审计 (G2)	安全审计员完成以下检查项： 1. 检查是否提供了覆盖到每个用户的安全审计功能，对 HIS 系统重要安全事件进行审计（应用系统开发应用审计功能，根据基本要求记录系统重要安全事件的日期、时间、发起者信息、类型、描述和结果等）； 2. 检查是否能够保证无法删除、修改或覆盖审计记录； 3. 检查是否采用了数据库审计系统对用户行为、用户事件及系统状态加以审计，从而把握数据库系统的整体安全审计记录的内容，核实该系统记录是否包括事件日期、时间、发起者信息、类型、描述和结果等
4	通信完整性 (S2)	检查是否采用了校验码技术保证通信过程中数据的完整性（应用系统开发数据完整性校验功能，采用消息摘要机制确保完整性校验）
	通信完整性 (S1)	检查应用系统是否开发采用了约定通信会话方式的方法保证通信过程中数据的完整性
5	通信保密性 (S2)无 S1 级别要求	1. 检查在通信双方建立连接之前，应用系统是否利用密码技术进行会话初始化验证（应用系统自身开发数据加密功能）； 2. 检查通信过程中的敏感信息字段是否进行了加密（采用密码机或 PKI 体系的加密功能保障通信保密性）

续上表

序号	要求类别	基本要求
6	软件容错(A2)	1. 检查是否提供了数据有效性检验功能，保证通过人机接口输入或通过通信接口输入的数据格式或长度符合系统设定要求。 2. 在故障发生时，HIS系统是否能够继续提供一部分功能，确保能够实施必要的措施。 3. 检查是否通过代码审核手段，对输入数据进行检查，保证符合规定；具备自动保护功能设计，故障后可以恢复
	软件容错(A1)	检查是否提供了数据有效性检验功能，保证通过人机接口输入或通过通信接口输入的数据格式或长度符合系统设定要求(进行代码审核)
7	资源控制(A2)无A1级别要求	1. 检查当HIS系统的通信双方中的一方在一段时间内未作任何响应，另一方能否自动结束会话； 2. 检查是否能够对应用系统的最大并发会话连接数进行限制； 3. 检查是否能够对单个账户的多重并发会话进行限制； 4. 通过安全加固措施制进行系统资源限定(并发、会话、存储空间等)，部署应用监控进行资源监控

11.2.5 数据安全

数据安全测评将通过访谈、配置检查的方式测评信息系统的数据安全保障情况，主要涉及对象为信息系统的管理数据及业务数据等。在内容上，数据安全层面测评实施过程涉及3个测评单元，具体见表11-5。

数据安全检查项 表11-5

序号	要求类别	基本要求
1	数据完整性(S2)	检查是否能够检测到鉴别信息和重要业务数据在传输过程中完整性受到破坏(HIS系统采用数据校验技术对数据进行完整性检查，数据受到破坏后通过备份策略进行数据恢复，利用密码机保障数据传输过程中的数据完整性)
	数据完整性(S1)	检查HIS系统是否采用数据校验技术对数据进行完整性检查，能够检查出重要用户数据的完整性是否被破坏
2	数据保密性(S2)、无S1级别要求	检查是否采用了加密或其他保护措施实现鉴别信息的存储保密性

续上表

序号	要求类别	基本要求
3	备份与恢复(A2)	1. 检查是否能够对重要信息进行定期备份和恢复； 2. 检查是否能够提供关键网络设备、通信线路和数据处理系统的硬件冗余，保证系统的可用性(对核心交换设备、线路、主要设备进行冗余设计)
	备份与恢复(A1)	检查是否能够对重要信息进行定期备份和恢复

11.2.6　安全管理

安全管理部分为全局性问题，涉及安全管理制度、安全管理机构、人员安全管理、系统建设管理和系统运行维护管理 5 个方面。其中，安全管理制度测评实施过程涉及 3 个测评单元，安全管理机构测评实施过程涉及 5 个测评单元，人员安全管理测评实施过程涉及 5 个测评单元，系统建设管理测评实施过程涉及 9 个测评单元，系统运行维护管理测评实施过程涉及 12 个测评单元等。安全管理制度方面的测评对象主要为安全主管人员、安全管理人员等。

(1)安全管理制度(涉及 3 个测评单元)

安全管理制度检查项见表 11-6。

安全管理制度检查项　　表 11-6

序号	检查项	检查内容
1	管理制度	1. 检查是否制订了运行维护管理工作的总体方针和安全策略，说明机构安全工作的总体目标、范围、原则和安全框架等； 2. 检查对安全管理活动中重要的管理内容是否建立了安全管理制度； 3. 检查对安全管理人员或操作人员执行的重要管理操作建立操作规程； 4. 明确制度具备可操作性，且必须得到有效推行和实施
2	制订与发布	1. 检查是否具有指定或授权专门的部门或人员负责安全管理制度的制订； 2. 组织相关人员对制定的安全管理制度进行论证和审订； 3. 检查是否已经将安全管理制度以某种方式发布到相关人员手中
3	评审与修订	检查是否定期对安全管理制度进行评审，对存在不足或需要改进的安全管理制度进行修订

(2)安全管理机构(涉及 5 个测评单元)

安全管理机构检查项见表 11-7。

安全管理机构检查项 表 11-7

序号	检查项	检查内容
1	岗位设置	1. 检查是否设立安全主管、安全管理各个方面的负责人岗位，并定义各负责人的职责； 2. 检查是否设立系统管理员、网络管理员、安全管理员等岗位，并定义各个工作岗位的职责
2	人员配备	1. 检查是否配备了一定数量的系统管理员、网络管理员、安全管理员等； 2. 安全管理员不能兼任网络管理员、系统管理员、数据库管理员等
3	授权与审批	1. 检查是否根据各个部门和岗位的职责明确授权审批部门及批准人，对系统投入运行、网络系统接入和重要资源的访问等关键活动进行审批； 2. 检查是否具有针对关键活动建立审批流程，并由批准人签字确认
4	沟通与合作	1. 加强各类管理人员之间、组织内部机构之间以及运行维护管理职能部门内部的合作与沟通； 2. 加强与兄弟单位、公安机关、电信公司的合作与沟通
5	审核与检查	安全管理员负责定期进行安全检查，检查内容包括系统日常运行、系统漏洞和数据备份等情况

(3)人员安全管理(涉及 5 个测评单元)

人员安全管理 检查项见表 11-8。

人员安全管理检查项 表 11-8

序号	检查项	检查内容
1	人员录用	1. 指定或授权专门的部门或人员负责人员录用； 2. 规范人员录用过程，对被录用人员的身份、背景和专业资格等进行审查，对其所具有的技术技能进行考核； 3. 与从事关键岗位的人员签署保密协议
2	人员离岗	1. 检查是否规范了人员离岗过程，及时终止离岗员工的所有访问权限； 2. 取回各种身份证件、钥匙、徽章等以及机构提供的软硬件设备； 3. 检查是否具有办理严格的调离手续
3	人员考核	定期对各个岗位的人员进行安全技能及安全认知的考核，检查记录
4	安全意识教育和培训	1. 检查是否对各类人员进行安全意识教育、岗位技能培训和相关安全技术培训； 2. 检查是否具有是否告知人员相关的安全责任和惩戒措施，并对违反违背安全策略和规定的人员进行惩戒； 3. 制订安全教育和培训计划，对运行维护管理基础知识、岗位操作规程等进行培训
5	外部人员访问管理	确保在外部人员访问受控区域前得到授权或审批，批准后由专人全程陪同或监督，并登记备案

(4)系统建设管理(涉及 9 个测评单元)

系统建设管理检查项见表 11-9。

系统建设管理检查项　　表 11-9

序号	检查项	检 查 内 容
1	系统定级	1. 检查是否明确信息系统的边界和安全保护等级； 2. 以书面的形式说明信息系统确定为某个安全保护等级的方法和理由； 3. 确保信息系统的定级结果经过相关部门的批准
2	安全方案设计	1. 根据系统的安全保护等级选择基本安全措施，依据风险分析的结果补充和调整安全措施； 2. 以书面形式描述对系统的安全保护要求、策略和措施等内容，形成系统的安全方案； 3. 对安全方案进行细化，形成能指导安全系统建设、安全产品采购和使用的详细设计方案； 4. 组织相关部门和有关安全技术专家对安全设计方案的合理性和正确性进行论证和审定，并且经过批准后，才能正式实施
3	产品采购和使用	1. 确保安全产品采购和使用符合国家的有关规定； 2. 确保密码产品采购和使用符合国家密码主管部门的要求； 3. 指定或授权专门的部门负责产品的采购
4	自行软件开发	1. 确保开发环境与实际运行环境物理分开； 2. 制订软件开发管理制度，明确说明开发过程的控制方法和人员行为准则； 3. 确保提供软件设计的相关文档和使用指南，并由专人负责保管
5	外包软件开发	1. 根据开发要求检测软件质量； 2. 确保提供软件设计的相关文档和使用指南； 3. 在软件安装之前检测软件包中可能存在的恶意代码； 4. 要求开发单位提供软件源代码，并审查软件中可能存在的后门
6	工程实施	1. 指定或授权专门的部门或人员负责工程实施过程的管理； 2. 制订详细的工程实施方案，控制工程实施过程
7	测试验收	1. 对系统进行安全性测试验收； 2. 测试验收前应根据设计方案或合同要求等制订测试验收方案，在测试验收过程中应详细记录测试验收结果，并形成测试验收报告； 3. 组织相关部门和相关人员对系统测试验收报告进行审定，并签字确认
8	系统交付	1. 制订系统交付清单，并根据交付清单对所交接的设备、软件和文档等进行清点； 2. 对负责系统运行维护的技术人员进行相应的技能培训； 3. 确保提供系统建设过程中的文档和指导用户进行系统运行维护的文档

续上表

序号	检查项	检 查 内 容
9	安全服务商选择	1.确保安全服务商的选择符合国家的有关规定； 2.与选定的安全服务商签订与安全相关的协议，明确约定相关责任； 3.确保选定的安全服务商提供技术支持和服务承诺，必要时与其签订服务合同

(5)系统运行维护管理(涉及12个测评单元)

系统运行维护管理检查项见表11-10。

系统运行维护管理检查项 表11-10

序号	检查项	检 查 内 容
1	环境管理	1.指定专门的部门或人员定期对机房供配电、空调、温湿度控制等设施进行维护管理； 2.配备机房安全管理人员，对机房的出入、服务器的开机或关机等工作进行管理； 3.建立机房安全管理制度，对有关机房物理访问，物品带进、带出机房和机房环境安全等方面的管理作出规定； 4.加强对办公环境的保密性管理，包括工作人员调离办公室，应立即交还该办公室钥匙和不在办公区接待来访人员等
2	资产管理	1.编制与信息系统相关的资产清单，包括资产责任部门、重要程度和所处位置等内容； 2.建立资产安全管理制度，规定信息系统资产管理的责任人员或责任部门，并规范资产管理和使用的行为
3	介质管理	1.确保介质存放在安全的环境中，对各类介质进行控制和保护，并实行存储环境专人管理； 2.对介质归档和查询等过程进行记录，并根据存档介质的目录清单定期盘点； 3.对需要送出维修或销毁的介质，首先清除其中的敏感数据，防止信息的非法泄露； 4.根据所承载数据和软件的重要程度对介质进行分类和标识管理
4	设备管理	1.对信息系统相关的各种设备(包括备份和冗余设备)、线路等指定专门的部门或人员定期进行维护管理； 2.建立基于申报、审批和专人负责的设备安全管理制度，对信息系统的各种软硬件设备的选型、采购、发放和领用等过程进行规范化管理； 3.对终端计算机、工作站、便携机、系统和网络等设备的操作和使用进行规范化管理，按操作规程实现关键设备(包括备份和冗余设备)的启动/停止、加电/断电等操作； 4.确保信息处理设备必须经过审批才能带离机房或办公地点

续上表

序号	检查项	检 查 内 容
5	网络安全管理	1. 指定人员对网络进行管理，负责运行日志、网络监控记录的日常维护和报警信息分析和处理工作； 2. 建立网络安全管理制度，对网络安全配置、日志保存时间、安全策略、升级与打补丁、口令更新周期等方面作出规定； 3. 根据厂家提供的软件升级版本对网络设备进行更新，并在更新前对现有的重要文件进行备份； 4. 定期对网络系统进行漏洞扫描，对发现的网络系统安全漏洞进行及时修补； 5. 对网络设备的配置文件进行定期备份； 6. 保证所有与外部系统的连接均得到授权和批准
6	系统安全管理	1. 根据业务需求和系统安全分析确定系统的访问控制策略； 2. 定期进行漏洞扫描，对发现的系统安全漏洞及时进行修补； 3. 安装系统的最新补丁程序，在安装系统补丁前，应首先在测试环境中测试通过，并对重要文件进行备份后，方可实施系统补丁程序的安装； 4. 建立系统安全管理制度，对系统安全策略、安全配置、日志管理和日常操作流程等方面作出规定； 5. 依据操作手册对系统进行维护，详细记录操作日志，包括重要的日常操作、运行维护记录、参数的设置和修改等内容，严禁进行未经授权的操作； 6. 定期对运行日志和审计数据进行分析，以便及时发现异常行为
7	恶意代码防范管理	1. 提高所有用户的防病毒意识，告知及时升级防病毒软件，在读取移动存储设备上的数据以及在网络上接收文件或邮件之前，先进行病毒检查，对外来计算机或存储设备接入网络系统之前也应进行病毒检查； 2. 指定专人对网络和主机进行恶意代码检测，并保存检测记录； 3. 对防恶意代码软件的授权使用、恶意代码库升级、定期汇报等作出明确规定
8	密码管理	使用符合国家密码管理规定的密码技术和产品
9	变更管理	1. 确认系统中要发生的重要变更，并制订相应的变更方案； 2. 系统发生重要变更前，应向主管领导申请，审批后方可实施变更，并在实施后向相关人员通告
10	备份与恢复管理	1. 识别需要定期备份的重要业务信息、系统数据及软件系统等； 2. 规定备份信息的备份方式、备份频度、存储介质、保存期等； 3. 根据数据的重要性及其对系统运行的影响，制订数据的备份策略和恢复策略，备份策略指明备份数据的放置场所、文件命名规则、介质替换频率和数据离站运输方法

续上表

序号	检查项	检 查 内 容
11	安全事件处置	1.报告所发现的安全弱点和可疑事件，但任何情况下用户均不应尝试验证弱点； 2.制订安全事件报告和处置管理制度，明确安全事件类型，规定安全事件的现场处理、事件报告和后期恢复的管理职责； 3.根据国家相关管理部门对计算机安全事件等级划分方法和安全事件对本系统产生的影响，对本系统计算机安全事件进行等级划分； 4.记录并保存所有报告的安全弱点和可疑事件，分析事件原因，监督事态发展，采取措施避免安全事件发生
12	应急预案管理	1.在统一的应急预案框架下制订不同事件的应急预案，应急预案框架应包括启动应急预案的条件、应急处理流程、系统恢复流程、事后教育和培训等内容； 2.对系统相关的人员进行应急预案培训，应急预案的培训应至少每年举办一次

第 12 章　信息系统日常巡查

12.1　服务器与存储设备日常巡查内容

主机及存储设备日常巡检项见表 12-1。

主机及存储设备日常巡检项　　表 12-1

项　目	描　述	满足标准
设备外观状况	无破损	是
设备运转状况	功能正常	是
RAID 级别	根据业务类型和容错需求判断是否适合	是
Hot Spare	是否配置热备盘	是
硬件冗余配置	硬件是否存在单点故障	否
访问控制	是否配置访问控制	是
可用容量		20%以上
数据增长率	评估可用容量的可用时间	N/A
系统日志	是否有严重报错	无
硬件系统日志	是否有严重报错	无
网卡状态	可用	是
IP 地址配置		N/A
路由配置		N/A
网络联通状况	链路是否畅通	N/A
文件系统类型		N/A
分区剩余状况	是否存在即将写满的分区	无
分区合理性	Swap 分区达到物理内存的 2 倍；VAR 分区是否达到 2GB	是

续上表

项　目	描　述	满足标准
外存储接入设备	设备型号	N/A
外存储接入设备速率	传输速率	N/A
RAID 级别	根据业务类型和容错需求判断是否适合	是
应用数据部署位置		N/A
CPU 负载情况	1. 利用率小于 85%； 2. 运行队列小于 CPU 个数的 4 倍； 3. 阻塞队列小于运行队列； 4. 交换队列为零； 5. 互斥失速小于 CPU 个数的 250 倍	是
CPU 配置信息	是否多个 CPU 全部用于处理	是
主要负载进程	是否存在再用系统资源过多的进程	否
内存使用情况	1. 使用率低于 90%； 2. 页面调出不持续增加； 3. 不存在页面扫描活动	是
磁盘 IO 状况	是否存在 IO 热点	否
网络负载	平均利用率低于 80%	是
口令管理	1. 密码复杂程度高： ①长度超过 8 个字符； ②设置为无意义字符组合； ③多类型字符组合； ④大小写混合组合。 2. 定期修改，强制口令过期。 3. 限制口令重试次数	是
系统补丁	更新为最新	是
病毒防范措施	安装病毒防火墙	是
系统日志	不存在验证错误警告	是
主机系统监控机制	是否存在	是

12.2　网络日常巡查内容

网络设备日常巡检项见表 12-2。

网络设备日常巡检项　　表 12-2

项　目	描　述	满足标准
设备外观状况	无破损	是
设备状态灯	是否有告警灯闪亮	无
设备运转状况	功能正常	是
带宽利用率	是否在 80%以内	是
CPU 利用率	是否在 80%以内	是
日志系统是否有错误		无
线路冗余	冗余线路的负载能力要能满足生产系统负载需求	是
网络系统监控机制	是否存在	是

12.3　系统软件日常巡查内容

系统软件日常巡检项见表 12-3。

系统软件日常巡检项　　表 12-3

项　目	描　述	满足标准
运行状态	功能正常	是
关键业务执行效率	性能相应时间满足客户需求	是
稳定性状况	满足客户需求	是
可承受的最大负载	最大并发用户负载	N/A
口令管理	1. 密码复杂程度高： ①长度超过 8 个字符； ②设置为无意义字符组合； ③多类型字符组合； ④大小写混合组合。 2. 定期修改，强制口令过期。 3. 限制口令重试次数	是
用户访问接入形式	广域网、局域网、专线、VPN	局域网、专线、VPN
数据传输形式	是否加密	是
权限控制机制	分级权限控制是否存在，访问应用中任何资源都需要以身份验证为前提	是
版本控制机制	是否存在	是
应用审计机制	是否存在	是

12.4 应用软件日常巡查内容

应用软件日常巡检项见表 12-4。

应用软件日常巡检项 表 12-4

项　目	描　述	满足标准
运行状态	功能是否正常	是
JVM 配置	是否优化配置	是
执行线程配置	是否优化配置	是
执行队列配置	是否优化配置	是
连接池配置	是否优化配置	是
集群配置	是否部署	是
JVM GC 情况	是否正常	是
中间件错误日志	是否有严重错误	否
中间件监控机制	是否存在	是

12.5 门诊住院服务器日常巡查内容

12.5.1 日常巡查目的

系统日常维护的目的：一是尽早发现服务器硬件故障、硬盘故障，实现预警。二是检查服务器操作系统的运行状况。三是检查群集是否正常。四是检查数据库运行状态。五是检查备份任务是否正常。为此，必须每天严格按照要求检查服务器组、存储设备、数据库。

12.5.2 巡查内容总览

关于巡查内容，现以某医院为例进行说明：

门诊的 DL760、住院的 rx8640(以下称 xwserver1)是否正常。

门诊的 DL580、住院的 rx8640(以下称 xwserver2)是否正常(必须保证 760、580 及两台 rx8640 处于正常状态，门诊要保证在 760 出现问题时能够切换到 580 上；住院要保证 xwserver1 服务器出现问题时能够切换到 xwserver2

服务器上）。

EVA8100 存储是否正常。

域控制器是否正常。

中间件服务器是否正常。

磁盘备份是否正常。

磁带备份是否正常。

F5 是否正常。

医保服务器是否正常。

病案服务器是否正常；病案数据导入是否正常，关闭 baUpdate 程序。

奥运、科研申报系统、介入中心等服务器是否正常。

UPS 供电系统检查。

12.5.3　具体巡查内容

12.5.3.1　门诊系统

(1)检查门诊主服务器 DL760、门诊辅服务器 DL580、门诊备份服务器 ML570、存储 MSA1000 和中间件服务器中硬盘指示灯是否正常。

正常情况判断：指示灯为绿色，闪烁。

(2)检查 DL760 内存板指示灯显示是否正常。

正常情况判断：指示灯为绿色，闪烁。

(3)检查 DL760、MSA1000 的 h 液晶屏显示是否正常。DL760 正常显示：HP Proliant PL76G2 MAIN MENU。

MSA1000 正常显示如下：

右侧：42 REDUNDANCY ACTIVE STANDBY CONTROLLER；

左侧：00 ARRAY CONTROLLER FIRMWARE 2.38.B122。

(4)检查群集管理。在 DL760 和 DL580 上操作，步骤如下：

群集管理器→MZCLUSTER→ HISPDC(DL760)→活动组→内容(联机)→活动资源→内容(联机)；

群集管理器→MZCLUSTER→HISBDC(DL580)→活动组→内容(空)→活动资源→内容(空)。

(5)通过事件查看器查看 DL760、DL580、DL360 工作是否正常。检查步骤如下：

程序→管理工具→事件查看器→系统日志(无红色错误)→有无红色警告→安全日志→应用程序日志(无 SQL 错误)。

(6)使用 HP 管理软件查看 DL760、DL580 的 CPU、内存、硬盘等系统是否正常。

在 DL760 或 DL580 机器上操作,步骤如下:开始→程序→Hp Management Agents→Hp System Management Home Page→安全警报→是→Password(chinese)→结束。

(7)检查光纤通道工作是否正常。

在 DL580 机器上操作,步骤如下:开始→程序→Hp Management Agents→Hp System Management Home Page→安全警报→是→Password(chinese)→Storage 下的 External Storage Connections→ √(绿色)FCA 2101 2GB Fiber Channel HBA。

(8)检查 SQL 备份、维护是否正常。

企业管理器→Microsoft SQLServer→SQL Server 组→

①MZ SQL 或 ZYSQL→管理→SQL Server 日志→打开"当前日志"→

××××-××-×× ××:××:××.××数据库已备份:数据库 XWYYDB

××××-××-×× ××:××:××.××数据库已备份:数据库 XWYYDB

××××-××-×× ××:××:××.××数据库已备份:数据库 XWYYDB

②MZ SQL 或 ZYSQL→管理→代理→作业→查看作业是否运行正常。

③MZ SQL 或 ZYSQL→管理→报警。

(9)域控服务器。查看 Active Directory 用户和计算机→Domain Control 及 Computers 项。

(10)检查 ML570 上 SQL 恢复是否正常。

企业管理器→Microsoft SQLServer→SQL Server 组→ MZ SQL→管理→SQL Server 日志 。

(11)检查门诊主域控步骤:Active Directory→选 Active Directory→操作→操作主机→PDC、RID 的操作主机是 MZDOMAIN2. XWMZ. COM。

(12)在门诊 SQL Server 出现由"XWMZ\Administrator 执行的 DBCC CHECKDB(XWYYDB)出现了××个错误,修复了 0 个",要立即通知众邦公司系统部,请他们给予解决。

(13)检查 SQL Server\MZSQL(Windows NT)/管理/SQL Server 日志下"由 XWMZ\Administrator 执行的 DBCC CHECKDB(XWYYDB)发现 0

个错误，修复了0个错误”信息，一定要确认发现n个错误，并且修复了0个错误。若出现无法修复的错误，必须立即处理(找众邦公司协助解决)。

12.5.3.2　住院系统

(1)检查rx8640指示灯显示是否正常。

正常情况判断：Power、cell 0、MP status灯绿色。

(2)检查rx8640住院服务器工作是否正常。在安腾一F5管理机上，双击远程桌面连接，IP地址为192.168.15.51(XWSERVER1)或192.168.15.52(XWSERVER2)，远程进入服务器界面。在事件查看器(Event Viewer)下检查服务器的应用(Application)、安全(Security)、系统(System)日志文件是否均正常。

(3)检查群集管理。在安腾一F5管理机上，双击远程桌面连接，IP地址为192.168.15.51(XWSERVER1)或192.168.15.52(XWSERVER2)，远程进入服务器界面。双击桌面群集管理图标(Cluster Administrator)，在群集正常状态下显示为以下内容：

Cluster Administrator→Backup Group→Name：Disk Z：→State：Online→Owner：XWSERVER1

Cluster Administrator→Cluster Group→Name：Cluster IP address\Cluster Name\Disk X：\MSDTC\Msdtc IP Address\Msdtc Name→State：Online→Owner：XWSERVER1

Cluster Administrator→SQL Server Group→Name：Disk Y：\SQL IP Address\(xwhissql)\SQL Network Name (xwhissql)\SQL Server\SQL Server Agent\SQL Server Fulltext→State：Online→Owner：XWSERVER1

(4)检查SQL备份、维护是否正常。

先双击打开SQL Server Management Studio然后连接到Server name：xwhissql (login：sa；Password：chis)

①xwhissql→Management→SQL Server Logs→双击打开“Current”→检查是否有何报错。

② xwhissql→SQL Server Agent→jobs→右键打开“View History”→查看作业是否运行正常。

xwhissql→SQL Server Agent→报警。

(5)检查两台rx8640服务器的CPU、内存、硬盘、存储HBA卡连接等硬件和系统运行是否正常。在安腾一F5管理机上，双击远程桌面连接，IP地址为192.168.15.51(XWSERVER1)或192.168.15.52(XWSERVER2)，远程进入服务器界面。

Hp System Management Home Page→Security Alert→yes→User：administrator Password：admin→查看是否有报错。

(6)检查 EVA8100 指示灯显示是否正常。

正常情况判断：两台 EVA 控制器每台右侧共 4 个绿灯；中部 2 个绿灯、2 个黄色灯常亮。8 块硬盘指示灯为绿色。

(7)检查 EVA8100 液晶板显示是否正常，正常显示为：

Storage System Name：EVA8K

World Wide Node：5000－1FE1－500F－2CC0

(8)检查 EVA8100 存储软件，在 EVA 管理机上，点击 Command View EVA 图标，用户名：administrator，密码：admin 。检查左侧 EVA Storage Network 和 EVA8K 上是否有黄色叹号和红"×"显示。若出现上述错误，必须立即通告并处理。

(9)检查中间层刀片服务器指示灯是否正常。

12 台刀片和 6 个电源指示灯均为绿色。

(10)检查中间层刀片服务器硬件管理，在存储一刀片管理机上，通过 IE 浏览器登录(地址栏：https：\192.168.17.62，用户名：guest，密码：guest)。

窗口左上角 System Status 更新时间显示为当天，各危险图标下显示均为 0。

检查 Systems and Devices 中是否有黄色叹号和红"×"显示。

也可直观从右边两个图中设备指示灯颜色简单判断出设备运行状态(正常状态下各个设备的指示灯为绿色)。单击这两个图标后会显示出各个细部运行状态(正常状态下均为绿色的√加上 OK 字样)。

(11)监测 F5：在任一台中间层服务器上登录 IE 浏览器，192.168.15.82(83)，用户名：guest，密码：guest。查看内容：Local Traffic→pool→pool_zongjianceng→Members 下的数字，在正常情况下 status 的状态为绿色的"●"。

(12)检查住院主域控步骤：

Active Directory→选 Active Directory→操作→操作主机→PDC、RID 的操作主机是：ZY360DC1.XWZY.COM。

(13)11 个中间层服务器(HP BL 460C)：检查组件服务的状态是否正常，在事件查看器里查程序、安全、系统等日志是否有报错。

(14)查看 zyback(HP ML570)服务器上 SQL Server 中后台任务是否运

行成功。

xwhissql→SQL Server Agent→jobs→右键打开“View History”→查看作业是否运行正常。

(15)检查中间层服务器,找一台安装 Windows2003 的机器,双击桌面图标——远程桌面连接。

11 台中间层刀片服务器 IP 分别为 192.168.15.61～192.168.15.71。输入 IP,点击连接。登录用户名:administrator 密码:danger 登录到:xwzy。

查看 HP System Management Homepage,用户名:administrator 密码:admin。

查看组件服务和事件查看器。

(16)检查域控刀片服务器,点击 vnc 查看,IP 为 192.168.15.72。

查看 HP System Management Homepage,用户名:xwzy\administrator 密码:danger。

查看事件查看器。

查看 Active Directory 用户和计算机。

(17)检查住院备份服务器 zybackup 软件,远程桌面登录,IP 为:192.168.15.40。

登录用户名:administrator 密码:danger 登录到:xwzy。

查看 HP System Management Homepage,用户名:xwzy\administrator 密码:danger。

查看事件查看器。

查看 SQL Server Management Studio,双击图标,注意在服务器名称处选择 ZYBACKUP。点击连接,选择 SOL Server 代理,右键选择作业,点击查看历史作业,共两项任务(xwzydb 数据库每日检查. Subplan_1 和 xwzydb 从备份设备 xwzydb_bak 恢复),查看当天日期的备份任务有无失败,成功为绿色“√”,失败为红色“×”。

如有失败任务,点击查看管理下的活动监视器,查看是否有占用 xwzy 的进程。如果有进程的数据库项为 xwzydb,右键点击该进程,选终止进程(其中有个状态为可运行,又连接 xwzydb 的进程。如果关不掉,应该为当前打开的 sql 的界面,不用关)。

返回 SOL Server 代理,选择作业,在失败任务上点右键选作业开始步骤,重新开始作业。

查看管理下 SOL Server 日志下当前日志,查看有无重大错误。

12.5.3.3 其他检查项目

(1)检查医保服务器每天下载是否正常。

(2)检查医保数据查询服务器硬件是否正常。

开始→程序→Hp Management Agents→Hp System Management Home Page→安全警报→是→Password(chinese)所有选项显示"绿色"标记表示正常。

(3)检查病案室服务器硬件是否正常(事件查看器、Hp Management Home Page)。

(4)检查 baupdate 程序"信息提示区"。

如果显示:××××年××月××日已导入成功,就关闭 baupdate 程序(不关闭则 XWZYDB_BA 数据恢复失败)。

如果显示:××××年××月××日导入失败,则重新导入数据,数据导入完成后关闭 baupdate 程序。

(5)检查奥运折子工程服务器硬件是否运行正常。

(6)检查科研处服务器硬件以及操作系统是否运行正常。

12.5.3.4 UPS 供电系统:配电柜输入部分(IN)、UPS 输出部分(OUT)、电池部分

控制面板操作键如下:

(1)意大利语、英语等语言切换。

(2)监测数值:包括配电柜三相输入电压、频率,UPS 三相输出电压、频率,电 池直流电压,使用率等详细信息。

(3)通过命令菜单选择电池测试、旁路选择、系统关机等。

(4)通过内存记录查看历史事件。

(5)报警器。

(6)日期、时间。

(7)内部代码。

(8)返回总控制台。

(9)通过远程管理卡管理界面 UPS 状态信息。

(10)开、关机顺序。

(11)开机步骤:合上输入开关→合上输出开关→合上电池开关。

(12)关机步骤:关闭输出开关→关闭输入开关→断开电池开关。

(13)日常放电维护(每季度定期放电一次):断开输入开关→观察总控制台查看,剩余时间约 10 分钟→合上输入开关。

注意:在日常应用时,维修开关禁止打开。旁路保险丝禁止拉出。

附件:巡检和维护表格

1. IP 地址表

IP 地址表				
编号	IP 地址段	网关	子网掩码	用途
1				
2				
3				
4				
5				
6				

注:1. 本表包括所有 IP 地址。
2. 在 IP 地址发生变化时要及时更新。

2. VLAN 表

VLAN 表			
VLAN 号	VLAN 名称	IP 地址段	说明
1	管理		
2			
3			
4			
5			

3. 服务器与交换机端口对照表

服务器与交换机端口对照表					
服务器名称	网卡号	网卡 MAC 地址	交换机名称	端口号	VLAN 号

4. 配线架表

××楼××机房配线架表						
楼号	层号	房间号	信息点号	配线架号	交换机名称	端口号

注：1. 每个配线架一张表。

2. 在跳线发生变化时，要及时更新本表。

5. 信息中心机房主机明细表

5.1 基本信息

基本信息								
物理位置	服务器编号	序列号	生产厂商	服务器型号	过保时间	主机名	IP 地址	掩码地址

5.2 配置信息(CPU、内存、综合子系统)

CPU				内存		综合子系统		
处理器类型	处理器型号	处理器主频	处理器数量	内存结构	内存容量	显示器	电源	其他

5.3 配置信息(I/O子系统)

I/O子系统																	
PCI	SCSI卡	软驱	光驱	磁带机	鼠标	键盘	显卡	网卡	硬盘容量	硬盘数量	硬盘大小	转速	数量	接口模式	RAID	分区情况

5.4 软件信息

软件子系统				
操作系统	操作系统补丁	杀毒软件	应用软件	开发单位

6. 中心机房网络设备明细表

物理位置						
设备名称						
序列号						
生产厂商						
设备型号						
过保时间						
IP Address						
登录信息						
端口明细						
模块名称						
模块型号						
IOS 版本信息						
VLAN 划分						
路由表信息						
策略部署						
运行时间						
端口上联						
端口下联						
硬件配置						

附录:××单位信息系统运行维护工作管理规范模板

一、概述

××信息系统,是××信息系统建设的重要组成部分,也是加强卫生××体系建设的重要内容。

为加强对××信息系统运行维护工作的规范和管理,保证系统的安全稳定运行,特参照国际、国内相关标准及规范,并结合本单位实际情况,编制本运行维护工作规范。

二、编制目的

本工作规范旨在通过运用各种技术与管理手段,加强系统运行维护和管理的规范操作,持续不断地提升学习信息系统的性能,保障系统运行的可靠性、安全性和稳定性。

三、编制依据

(1)《IT 服务管理国际标准体系》(ISO/IEC 20000)。

(2)《信息安全管理体系 要求》(ISO/IEC 27001:2005)。

(3)《中华人民共和国计算机信息系统安全保护条例》(国务院第 147 号令)。

(4)《信息安全技术　信息系统安全等级保护基本要求》(GB/T 22239—2008)。

四、适用范围

本工作规范适用于本单位对××信息系统的日常运行与维护工作。

五、编制原则

1. 标准性

本规范依据国际、国内相关标准及规范制订和实施,优化运行维护工作流程，加强对工作的监督、指挥及协调工作。

2. 可操作性

本规范结合了本单位的工作实际，适用于××信息系统的运行维护工作要求，能够规范运行维护工作，可操作性强。

3. 连续性

本规范原则上应每年进行一次评审、补充修改工作，以保持本规范的标准性、可操作性、适用性。

六、规范内容

本规范体系分为总则、运行维护流程规范、资源管理规范和环境管理规范。

运行维护流程规范包括：

(1)《运行维护机构与岗位职责管理规范》；

(2)《运行维护事件管理规范》；

(3)《配置管理规范》；

(4)《变更管理规范》；

(5)《版本发布管理规范》；

(6)《运行维护安全管理规范》；

(7)《应急体系管理规范》。

资源管理规范包括：

(1)《账户管理规范》；

(2)《性能监控管理规范》；

(3)《系统及数据备份管理规范》；

(4)《数据库系统运行维护管理规范》；

(5)《中间件运行维护管理规范》；

(6)《主机系统运行维护管理规范》；

(7)《网络运行维护管理规范》；

(8)《设备运行维护、维修管理规范》；

(9)《防病毒系统管理规范》；

(10)《运行维护文档、介质管理规范》。

环境管理规范包括：

(1)《机房运行维护管理规范》；

(2)《UPS系统运行维护管理规范》;

(3)《空调系统运行维护管理规范》;

(4)《消防系统运行维护管理规范》。

备注:本版规范为××信息系统运行维护工作的基础性操作规范,有关服务级别管理、服务报告管理、服务连续性管理等方面的相关规范,将视实际情况适时予以补充。

参 考 文 献

[1] 徐晨. ITIL 理念与 IT 技术完美结合的实践——宝信软件运维管理解决方案简介[J]. 中国管理信息化,2010,13(23).

[2] 李武韬. ITIL 框架浅谈 [J]. 科技信息(科学·教研),2007(31).

[3] 彭东亮,周春. 应用 ITIL 服务管理思想推进军队医院信息管理规范化[J]. 海军医学杂志,2009,30(1).

[4] 郑少慧. 运用 ITIL 管理模型,建立医院信息服务管理流程[C]. 中华医院信息网络大会,2007.

[5] 中国惠普有限公司. 惠普之道——IT 服务管理篇[M]. 北京:清华大学出版社,2006.

[6] 博恩. 基于 ITIL 的 IT 服务管理基础篇[M]. 章斌,译. 北京:清华大学出版社,2007.